黄仕沛经方师传录

潘林平 主编

全国百佳图书出版单位
中国中医药出版社
·北 京·

图书在版编目（CIP）数据

黄仕沛经方师传录 / 潘林平主编 .—北京：中国中医药出版社，2021.2

ISBN 978-7-5132-6578-2

Ⅰ . ①黄… Ⅱ . ①潘… Ⅲ . ①经方－汇编 Ⅳ . ① R289.2

中国版本图书馆 CIP 数据核字（2020）第 260082 号

中国中医药出版社出版

北京经济技术开发区科创十三街 31 号院二区 8 号楼

邮政编码　100176

传真　010-64405721

保定市西城胶印有限公司印刷

各地新华书店经销

开本 710×1000　1/16　印张 13　字数 171 千字

2021 年 2 月第 1 版　2021 年 2 月第 1 次印刷

书号　ISBN 978 - 7 - 5132 - 6578 - 2

定价　58.00 元

网址　www.cptcm.com

社 长 热 线　010-64405720

购 书 热 线　010-89535836

维 权 打 假　010-64405753

微信服务号　zgzyycbs

微商城网址　https://kdt.im/LIdUGr

官 方 微 博　http://e.weibo.com/cptcm

天猫旗舰店网址　https://zgzyycbs.tmall.com

如有印装质量问题请与本社出版部联系（010-64405510）

《黄仕沛经方师传录》编委会

传　讲　黄仕沛

主　审　陈国成

主　编　潘林平

副主编　王小艳　孙燕

编　委（按姓氏笔画排序）

王媛媛　冯汉财　钟颖然　黄世祺

黄家桓　梁志乐　彭卉婷

内容提要

本书是全国著名经方临床家、广州名中医黄仕沛教授师生团队共同创作的《黄仕沛经方师传录》。分为两部分：上篇为“黄仕沛经方师传”，下篇为“诸弟子经方学用”，堪称中医师承教育的生动示范。

主审介绍

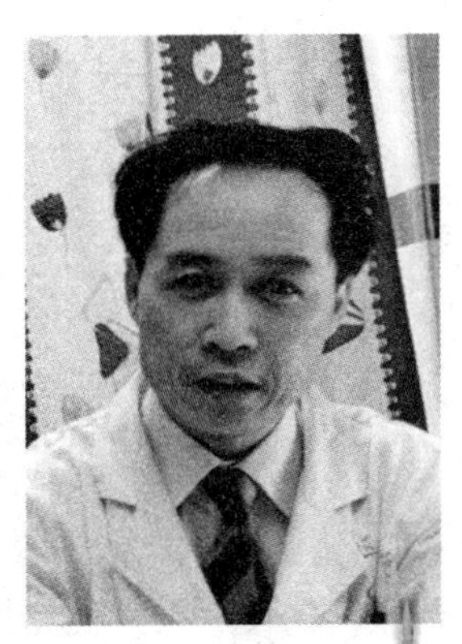

陈国成　主任医师，教授，广州中医药大学教授，广州市越秀区中医医院（越秀区第一人民医院）原院长、党委书记。广东省首批名中医师承项目指导老师，被授予“广东省优秀中医临床人才”及“越秀名中医”称号。

主编介绍

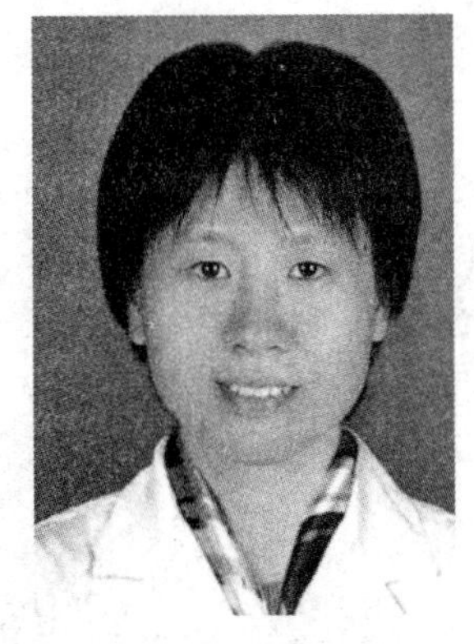

潘林平　主任医师，医学硕士，广州市越秀区中医医院副院长，广州中医药大学兼职教授。“黄仕沛全国名老中医药专家传承工作室”“陈国成广州市基层名中医传承工作室”项目负责人、学术继承人。

自序

黄仕沛教授是全国知名“经方家”，广州市名中医，“黄仕沛全国名老中医药专家传承工作室”指导老师，广东省首批名中医师承项目指导老师，广州中医药大学教授，南粤最美中医。黄教授1945年生于广州，中医世家，五代为医，父亲黄继祖是广州名老中医，其自幼受中医药的熏陶，十六七岁时便在其父的指导下背读《灵枢·经脉篇》、经穴分寸歌。后进越秀区中医学徒班学习。其勤奋好学、强记博识，20世纪70年代中期任教越秀区中医士班，自后为越秀区培养多批中医人才。1979年发表论文《温柔补肾法及其临床上的应用》。80年代初一次会诊时，力排众议，以大黄䗪虫丸治愈一继发性闭经、消瘦食难、肌肤甲错的患者，此后初窥仲景经方门径，至90年代初更觉自己所学今是而昨非，临床渐弃昔见，回归《伤寒论》《金匮要略》，主张方证相应论，胸臆顿广，疗效突显。

黄教授从事中医临床、教学、科研五十余年，致力于经方的应用与研究，学验俱丰，临床使用经方者十居八九，遣方用药讲求方证对应，擅长运用经方治疗常见病、多发病、疑难病，疗效卓著，行业内知名度高。黄教授不仅培养了多批中医人才，还多次应邀为全国或国际性的学术会议如“首届国际中医经方临床（疑难病）高级研修班”“全国经方临床应用研讨会暨经方（国际）论坛”“国家中医药管理局第三批全国优秀临床人才研修项目第二期培训班”做专题学术报告。近年和弟子们共同撰写的《黄仕沛经方亦步亦趋录》等专著出版发行后备受推崇，黄教授现仍为实践经方、推广经方、培养中医接班人不遗余力。鉴于黄教授在中医经方领域的杰出贡献，国家中医药管理局于2018年批准成立了“黄仕沛全国名老中医药专家传承工作室”。工作室在黄教授的直接指导下，众弟子系统总结了黄老师运用经方治疗疾病的经验而成本书，对于传承黄老师的经方思想与临证经验有一定的临床实用价值。

本书共分为两部分：上篇黄仕沛经方师传，选取了黄仕沛教授亲自书写的医案、医话及答疑。下篇诸弟子经方学用，又分为跟师、实践、体会三章：“跟师”部分选取了黄仕沛教授用经方治疗常见病及疑难病的医案，还原黄老师的临证诊治思路及独特的临床经验；“实践”部分选取了黄仕沛教授及众弟子运用经方治疗疾病的医案，体现了经方的可传承性、可重复性、可推广性；“体会”部分收录了黄仕沛教授及众弟子对经方的代表性见解、经验和医论，进一步整理、总结了黄仕沛老师的学术思想与特色。

《黄帝内经》以岐伯、黄帝师生问答而为师承之肇始，故中医之学为岐黄之学，此其后者，每以“岐黄传人”称之。学无师无以得高明；术无承无以得传薪。道之所存，师生同工，史实皆可稽也。中医之学，璀巍光灿，垂二千余年。然其推移演进，繁衍传继者，师承之教，未曾离之。一位好老师，胜过万卷书。“新竹高于旧竹枝，全凭老干为扶持。明年再有新生者，十万龙孙绕凤池。”感谢老师的循循教导与无私帮助！中医之学，博大精深，学之不尽。限于笔者理论水平与临床经验有限，在编写中难免有不足之处，希冀读者予以斧正，以期继续提高。

潘林平

2020年7月

目录

上篇　黄仕沛经方师传

下篇 诸弟子经方学用

第五章　经方学用实践 \ 114

第六章　经方学用体会 \ 135

上篇

黄仕沛经方师传

第一章
黄仕沛经方示教医案

一、不明原因持续高热 50 天一例

近日接诊一例不明原因高热 50 天的病孩，从 4 月 5 日起发病，先后就诊于三所三甲医院，后停西药，以经方收效，兹记述如下。

2020 年 5 月 12 日，患者张某，女，13 岁。

患儿家属代诉，患儿 4 月 5 日起反复高热寒战 1 月余，目前正在某三甲综合医院住院治疗。近期最高体温 41℃，反复寒战高热。先寒战，全身颤抖、肢冷，寒战大概持续约两个小时，伴有少许头痛。随后发热，发热时躯干、双下肢可见斑片状红色皮疹，压之可退，不痒，热退疹退。口干，喜饮，汗多，无恶心欲呕，脉弦细，舌薄白。服“美林”热可退。发热多在清晨 4 点、中午 11 点、晚上 20 点，大约间隔 8 小时发作一次。今早体温 40.6℃。

予小柴胡汤加减，拟方如下：柴胡 50 克（先煎，去滓），姜半夏 25 克，党参 30 克，黄芩 15 克，生甘草 20 克，大枣 15 克，连翘 30 克，生石膏 90 克（包），生姜 3 片，玄明粉 5 克（冲服）。3 剂。先煎柴胡，水七碗，煎至三碗，取出柴胡，放姜半夏等 8 味，再煎成大半碗，入玄明粉，温服，然后啜热粥一碗，盖被取汗。药渣再煎一次，成大半碗，4 小时后再服，服法如前。

因患儿正在住院治疗，适逢医院组织全院各科会诊（呼吸内科、神经内科、传染科、小儿血液肿瘤科、内分泌科、小儿神经专科、消化内

科、放射科及外院传染科等多学科会诊)，故中药未给予规律服用。

5月19日复诊：患儿家长代诉，5月18日，有发热，最高体温39℃，19日早上有发热，体温38℃。家长对比发现，患儿的发热时间间隔较之前延长，约12小时一次，口干，喜热饮，大便每天一次或隔日一次。仍予小柴胡汤加减，拟方如下：柴胡50克(先煎，去滓)，姜半夏25克，生石膏90克(包)，黄芩15克，党参30克，甘草20克，大枣15克，黄连片10克，连翘30克，生姜3片，3剂。叮嘱家长，一定要按上述煎、服、将息法。

5月22日复诊：家长代诉，已向医院提出今天出院。发热时间间隔变长，发热时寒战有明显改善，寒战时间缩短，症状减轻，5月20日有发热，体温最高38℃，5月21日至现在没有发热，仍然有口干，大便干结。仍以小柴胡汤加减，拟方如下：北柴胡50克(先煎，去滓)，黄连片10克，连翘30克，党参30克，姜半夏25克，黄芩片15克，甘草片20克，生石膏90克(包)，大枣15克，玄明粉10克(冲服)，花旗参30克，4剂。煎、服、将息法如前。

家长诉5月23日6点出现发热，体温40.3℃，皮疹如前。嘱24日在中药原方基础上，加水牛角60克先煎，牡丹皮20克，并嘱抓住发热的规律，尽量在发热前半小时服用中药。5月24日，18:00，体温38.2℃，食热粥后，1小时体温降至37℃。

5月26日复诊：患儿热势明显下降，最长可达48小时不发热，发热时无寒战，服用中药或热粥后汗出热退，皮疹减少，睡眠改善，汗出减少，大便日解两次，稀烂便。26日5:30，体温38.7℃，食热粥后可汗出热降，20分钟后热退疹退。予桂枝麻黄各半汤加减，拟方如下：麻黄10克，桂枝10克，甘草15克，生石膏60克，大枣15克，苦杏仁15克，赤芍15克，生姜3片。3剂，水煎服，日2次。

5月29日复诊：患儿服药后没有高热，没有寒战，三天来虽有两次发热(分别是27日中午37.8℃，29日清晨38.3℃)，时间间隔变长，食热粥后热可退下来，发热持续时间变短，口微干，汗出。给予桂枝汤加减，拟方如下：桂枝 15 克，白芍 15 克，大枣 15 克，甘草 15 克，天花粉 20 克，生姜 3 片。4 剂，水煎服，日 2 次。无须温覆，啜粥。

6 月 2 日复诊：患儿自述，自 29 日下午 5 点半曾短暂发热、微恶寒，至今未再发热，口不渴，脉缓，易汗。精神好，睡眠佳，食欲、二便如常。仍以桂枝汤 7 剂，养营卫以善后。可望收功。

附：张某病历记录（摘要）

4 月 5 日出现发热，最高体温 39.3℃，当天就诊某三甲中医院急诊，完善血常规检测未见明显异常。完善新型冠状病毒核酸检测，未见异常。给予中成药治疗。

4 月 7 日仍然有发热，最高体温 40.4℃，至急诊，考虑细菌感染，给予阿奇霉素片口服，布洛芬混悬液口服。

4 月 9 日，仍然有发热，反复发热，出现寒战，持续约两小时，大概约间隔 8 小时一次发烧寒战，就诊于某儿童医院，考虑感染性发热，于 4 月 10 号住院治疗。住院期间仍然有发热，寒战，四肢冰冷，没有呕吐，发热时可见斑片状红色皮疹，压之可褪色，不瘙痒，热退疹退，完善相关检查，考虑细菌合并病毒感染，给予抗感染及抗病毒治疗。与 4 月 15 日行腰穿，脑脊液检查均未见明显异常，于 4 月 16 日出院。

于 4 月 16 日，4 月 20 日，4 月 30 日，分别就诊于某三甲中医院，给予中药及针灸治疗，症状稍好转，但是每天仍有 2～3 次高热寒战，皮疹。

于 4 月 26 日至 4 月 30 日，就诊于某三甲西医院，完善骨髓穿刺等检查，骨髓穿刺常规提示感染性骨髓象，于 4 月 30 日出院，症状同前，未见明显好转。

于 5 月 5 日至 5 月 22 日，第 2 次住院治疗，完善全身 CT、肠镜、胃镜、心脏彩超等全面检查，15 日医院组织呼吸内科、神经内科、传染科、小儿血液肿瘤科、内分泌科、小儿神经专科、消化内科、放射科及中山三院传染科等，行多学科会诊。结果考虑不排除不典型恙虫病、不典型伤寒的可能。给予诊断性治疗及球蛋白冲击治疗等，但是症状仍然未见好转，基本同前，于5月22日自行出院，医院告知出院后风险，家属表示理解并坚持出院，予签署自动出院同意书后办理出院。出院诊断：发热原因未明，组织细胞吞噬性脂膜炎可能。

自发热以来多次行新型冠状病毒核酸检测及胸部CT均未见异常，给予排除。

（2020年6月4日　王媛媛　记）

按语：此案持续高热50多天，不明原因，殊属罕见。患儿出院后停用所有西药，转用中药。先予小柴胡汤，热势挫后，继以桂麻各半汤，后则以桂枝汤养营卫善后收功。前后慎循缓急之法，总以是证是方为要。

初接诊以患儿寒战高热，寒时无热，战栗罢而高热，热随汗退为辨证要点。寒战不是恶寒，此证亦无肢体疼重、头痛等，所以不用麻黄汤、大青龙汤等。寒战是邪正交争，正气不支。如《伤寒论》第101条："伤寒中风，有柴胡证，但见一证便是，不必悉具……必蒸蒸而振，却复发热汗出而解。"第94条也有提及，此与后世"战汗"颇有相似之处。叶天士《温热论》曰："若其邪始终在气分流连者，可冀其战汗透邪，法宜益胃，令邪与汗并，热达腠开，邪从汗出。解后胃气空虚，当肤冷一昼夜，待气还自温暖如常矣，盖战汗而解，邪退正虚，阳从汗泄，故渐肤冷，未必即成脱证。此时宜令病者，安舒静卧，以养阳气来复，旁人切勿惊惶，频频呼唤，扰其元神，使其烦躁，但诊其脉，若虚软和缓，虽倦卧不语，汗出肤冷，却非脱证；若脉急疾，躁扰不卧，肤冷汗出，便为气脱之证矣。更有邪盛正虚，不能一战而解，停一二日再战汗而愈者，不可不知。"邪盛正虚之时，不能期待，小柴胡汤理正驱邪，正合其时。故以人参、大枣、甘草以助里气。柴胡退邪泄热非重用不足以为功，观仲景散表邪之麻黄、桂枝、柴胡、葛根，以柴胡为最重。第 97 条：“渴者属阳明，以法治之。”仲景虽未出药，用石膏可知。潮热（如潮水之涨退有时）而大便微结，芒硝自可加入。一诊因医院会诊未能规律服用中药，但寒战高热间隔时间略已拉长（约 12 小时）。故二诊仍守上法。更见成效，其间寒战时间缩短，发热最高 38℃，曾有整天无热。三诊曾因考虑皮疹，后两剂加入水牛角、牡丹皮。但事后黄师云，此举可能属于画蛇添足。盖血分受热，应是斑而非疹。回顾患儿之疹乃压之退色，疹随热退，显非斑。四诊热势已挫，曾长达 48 小时没有发热，发热前无寒战，饮热水亦可热退。是邪郁不甚矣。故以桂枝麻黄各半汤。《伤寒论》第 23 条：“太阳病，得之八九日，如疟状，发热恶寒，热多寒少，其人不呕，清便欲自可，一日二三度发，脉微弱者，为欲愈也，脉微而恶寒者，此阴阳俱虚，不可更发汗，更下更吐也，面色反有热色者，未欲解也。以其不能得小汗出，身必痒。宜桂枝麻黄各半汤。”

三剂桂麻各半汤高热寒战不复再现。其间虽有两次短暂低热，食热粥后汗出便退，易汗。桂枝汤以养营卫，29 日晚短暂发热 38.5℃，至 6 月 4 日未再见发热。冀收全功。

收录于《经方》杂志微信版第 20200608 期

二、麻黄剂参与抢救中暑昏迷十余天一例

患者，女，41 岁，某快递公司员工，既往高血压病史，规律服药。于 2020 年 6 月 25 日凌晨 2:00，在值班装卸工作中突发意识障碍，伴发热，无抽搐，无呕吐。速由工友拨打“120”送至医院救治，于 3 小时后送至深圳市某三甲医院急诊，测体温 41℃，胸部 CT，未见异常，立即转入 ICU。入院生命体征监测：体温 38.3℃，心率 134 次 / 分，呼吸 38 次 / 分，氧饱和度 90%，血压 111/68mmHg。意识属昏迷状，无发声，肢

体过伸，疼痛刺激无睁眼，GCS 评分 5 分，四肢温暖。完善相关检查，提示肝肾功能及心功能受损，血清谷草转氨酶 149U/L、血清总肌酸激酶 7152U/L、心型肌酸激酶 80.7U/L、血清谷丙转氨酶 76U/L、血清肌酐 135μmol/L，血常规提示白细胞 4.93×10^9/L、中性粒细胞比值 71.4%，头颅 CT 未见异常。诊断考虑中暑（高温综合征）可能性大。

7 月 2 日（星期四），患者昏迷第八天。公司领导征得医院同意，请会诊。刻诊：双目睁开，凝视，瞳孔散大，对光反射消失，肌张力高，无汗（在冰敷），无发热（主管医生介绍有微热），无呕吐，二便如常，脉沉弦而数，因上呼吸机，舌象不详。证属《金匮要略》“痉”“暍”。后世曰暑风、暑厥。以葛根汤合白虎加人参汤。处方：葛根 60 克，桂枝 15 克，白芍 15 克，麻黄 15 克，西洋参 30 克，天花粉 30 克，石膏 90 克，知母 20 克，甘草 20 克。

7 月 3 日（星期五）因药房煎药耽误，当日才开始服药，服药 2 次，心率波动在 120 次 / 分左右。大便未下，仍昏迷不醒。经与 ICU 主管医生协商，为方便调整剂量，明天药由患者公司配送。处方如下：葛根 90 克（先煎 20 分钟），麻黄 20 克（先煎 20 分钟），桂枝 20 克，白芍 45 克，大枣 15 克，甘草 20 克，芒硝 10 克（冲），大黄 15 克（后下），厚朴 20 克，枳实 20 克，生姜 3 片。清水四碗，先煎葛根、麻黄 20 分钟。再放其他药煎至一碗，后下大黄再煎 3 分钟，约煎成大半碗。放芒硝一半搅匀。放保温杯（瓶）中。药渣再用水三碗煎至大半碗，冲进另一半芒硝，放保温杯（瓶）中。

7 月 4 日（星期六），调整葛根汤合大承气汤后，服药两次，大便未下，诸症如前。拟方如下：葛根 90 克（先煎 20 分钟），麻黄 25 克（先煎 20 分钟），桂枝 20 克，白芍 45 克，大枣 15 克，甘草 20 克，芒硝 10 克（冲），大黄 15 克（后下），厚朴 20 克，枳实 20 克，生姜 3 片，1 剂。

7 月 5 日（星期日），主管医生下午 3:00 来电，今天服中药一次。病人意识开始有所恢复，呼之有反应，心率没有特别增快，解大便一次。

嘱按原方麻黄增至35克，连夜再进1剂，处方如下：葛根90克（先煎20分钟），麻黄35克（先煎20分钟），桂枝30克，白芍45克，大枣15克，甘草20克，芒硝20克（冲），大黄15克（后下），厚朴20克，枳实20克，2剂（留一剂次日服）。

7月6日（星期一），主管医生上午11:00来电：患者神志已转清，瞳孔对光已有反应。大便通畅，仍有低热，心率110次/分钟。下午再往医院面诊。手能握，眼能眨，听指令有反应，下肢未能动，舌不会伸。处方：葛根90克（先煎20分钟），麻黄35克（先煎20分钟），桂枝30克，白芍25克，大枣15克，甘草20克，芒硝20克（冲），大黄15克（后下），厚朴20克，枳实20克，石膏90克（布包），4剂。一天两剂，日夜四次服。

7月9日（星期四）主管医生来电，病人呼吸机已辙，神智与前天差不多。已泻下多次，仍有低、中度发热。第二天的中药如下：葛根90克（先煎20分钟），麻黄35克（先煎20分钟），桂枝30克，白芍25克，大枣15克，甘草20克，柴胡25克，黄芩15克，党参30克，法半夏25克，石膏90克（布包），4剂。（一天两剂，日夜四次服）

7月10日（星期五）下午患者单位来电："目前病人意识还可以，白天眼睛会自己睁开，全身还是无力，肺部有些感染，医院考虑到用药安全，下午药未能送进去。主管医生建议把药方发他，他安排医院煎药服用。"第二天的处方如下：麻黄25克，北杏仁15克，知母25克，柴胡25克，黄芩15克，党参30克，大枣15克，甘草15克，石膏60克，2剂。（即明、后两天服，每天两次）。

7月12日（星期日）患者公司来电："15点已转到普通病房，整体情况恢复比较好，身体各器官功能均正常，脑部意识清楚，能正常交流，可以喝一点粥。喉部有痰液，脑部后遗症情况医生现阶段的评估是没有多大问题，看后续康复。"

按语:《金匮要略》痉湿暍合为一篇，深具临床意义。暍即暑，热甚伤阴，因而致痉。痉者“口噤，卧不着席，脚挛急”“口噤不得语”。用现代语言表达就是脑水肿，昏迷，肌张力高。此时不拘于治暑，而治在当下。痉而口噤者刚痉也。治宜开窍醒脑，仲师不用安宫牛黄丸而用麻黄，不用清热而用急下。与《伤寒论》三急下条“目中不了了，睛不和”非以大便为指征，症异实同。

此患者原有高血压，心率偏快，开始用麻黄稍存顾忌，故首用15克，次用20克，递增至25克，患者意识开始恢复，即乘胜追击，日夜连进。用至35克，日总量相当于70克。麻黄开窍、续命、还魂，居功至伟!

收录于《经方》杂志微信版第20200713期

三、反复发热伴右下腹部硬结、反跳痛一例

患者，女，33岁，阳江人，于2018年8月31日初诊。

患者自诉7月12日晚上突然出现上腹部胀痛，立刻前往当地医院住院，翌日其腹部胀痛感转至下腹部，直至7月17日继而出现反复高热，最高体温39.8℃，伴有恶心欲呕，恶寒。反复高热20多天后患者要求转到某三甲医院做详细检查，完善PET-CT检查提示“右侧盆腔占位性病变”。8月30日检CA125：238.10U/mL（参考值0.00～35.00）。不排除恶性肿瘤，曾给予抗感染等治疗后暂时热退。

刻诊：反复发热50天，晨起体温38℃，汗出不畅，无恶寒，右下腹部可触及硬结、按之痛、反跳痛，腹胀，偶有心悸，疲倦乏力，气促咳嗽，口干，饮水不解，贫血貌，手脚凉，大便一日2次。拟：大黄牡丹汤合薏苡附子败酱散加减，处方：附子25克，薏苡仁60克，桃仁25克，败酱草60克，牡丹皮30克，冬瓜子30克，柴胡45克，黄芩15克，

大黄5克，4剂。

9月14日复诊，自诉服4剂中药后，已一周无发热，有汗出，出汗后稍怕冷，右下腹按之基本不痛，仍可触及结块，大便一日1次，质硬。但停服中药后又再度发热，不怕冷，疲倦乏力。9月7日于广东省某三甲医院检查卵巢癌二项提示CA125：112.9U/mL（参考值：0.00～35.00U/mL）。守上方加减，处方：北芪120克，大黄15克，牡丹皮25克，桂枝15克，附子25克，薏苡仁60克，桃仁25克，败酱草60克，甘草15克，4剂。

9月19日，患者诉月经来潮。守上方合抵当汤，处方：牡丹皮25克、桂枝25克，赤芍30克，桃仁25克，大黄10克（后下），水蛭25克，虻虫15克，土鳖虫15克，败酱草60克，附子25克，薏苡仁60克，北芪120克，当归25克，4剂。

9月24日，服后患者来微信："每天排5次大便，经血暗黑色，经量有点大。已服完4剂，比以前好多了。腹部没胀气、沉痛。就是这次月经有异常，黑血块。"

仍守方加量：牡丹皮25克，桂枝25克，赤芍30克，桃仁25克，大黄10克（后下），水蛭25克，虻虫15克，土鳖虫15克，败酱草60克，附子25克，薏苡仁6克，北芪120克，当归45克，四剂。服后患者母亲来微信："黄教授：您医学精湛，服您每剂药，一次比一次恢复得好。实令人敬佩！我几时同女上广州检查比较适宜呢？"

10月9日复诊，近日无再发热，下腹部无压痛、无反跳痛。处方：北芪120克，大黄15克，牡丹皮25克，桂枝15克，附子25克，薏苡仁60克，桃仁25克，败酱草60克，甘草15克，7剂。

10月16日复诊，服药至今已无反复发热，无腹痛，触诊腹部时无压痛、无反跳痛。服药后大便一日3次，近期亦有汗出，自诉排便时腹部绞痛，排便后绞痛消失。10月10日于我院检查卵巢癌二项，提示CA125：12.20U/mL。拟：黄芪建中汤加败酱草，处方如下：北芪120克，桂枝15克，白芍60克，甘草20克，大枣15克，败酱草60克，生姜3片、麦芽糖一汤匙，7剂。

10月26日复诊，自诉目前正常出汗，10月17日于某三甲医院复查腹部超声，提示“子宫、双侧附近区未见异常”。处方：归芪建中汤。

按语：综观整个治疗过程，方剂主要环绕着大黄牡丹汤、薏苡附子败酱散。当中重用薏苡仁和败酱草为60克。败酱草，《神农本草经》谓：“主治暴热，火疮，赤气，疥瘙，疽，痔，马鞍热气。”《名医别录》谓：“主除痈肿，浮肿，结热，风痹，不足，产后疾痛。”仲景多用于排脓排痈。薏苡仁性味甘淡微寒，多以为此品平淡无奇，后世只注重其利水渗湿之效，而忽略其他功效。《金匮要略·疮痈肠痈浸淫病脉证并治第十八》论述：“肠痈之为病，其身甲错，腹皮急，按之濡，如肿状，腹无积聚，身无热，脉数，此为腹内有痈脓，薏苡附子败酱散主之。”可见仲景用薏苡仁为了解毒排脓。再者，试观治胸痹之薏苡附子散、治肺痈之《千金》苇茎汤，皆非用作利水渗湿。而胸痹为胸阳不运，血脉痹阻、肠痈、肺痈条文中均注明“其身甲错”“胸中甲错”。所谓“甲错”是肌肤像鱼鳞之错，仲景均视为瘀血之证。方中的附子可振奋郁滞之气，有利于排出痈脓。治疗肠痈的另外一首方剂是大黄牡丹汤，《金匮要略》曰：“肠痈者，少腹肿痞，按之即痛如淋，小便自调，时时发热，自汗出，复恶寒。其脉迟紧者，脓未成，可下之，当有血。脉洪数者，脓已成，不可下也，大黄牡丹汤主之。”其方显然治疗“少腹肿痞”，曹颖甫曰：“丹皮桃仁为大黄牡丹汤治肠痈之峻药。”故合方治之。

另外，适逢患者月经来潮，因势利导，瘀血得下，因此合用了抵当汤。抵当汤是治疗蓄血证的一首方剂。《伤寒论》有四处论述抵当汤，《金匮要略》则在妇人杂病篇有一处论述。其条文大致描述“其人发（如）狂”；“少腹当硬满（硬）”等症。本方证可以看作是桃核承气汤证的进一步发展。《类聚方广义》载本方治“坠扑折伤与瘀血壅滞，心腹胀满，二便不通者；或经闭而少腹硬满，或眼目赤肿，疼痛不能瞻视者；或经水闭滞，腹底有征，腹皮见青筋者，皆宜此方”。《经方实验录》载有三例，读之令人心折，此非大智大勇、胆识超众者，不能为之。其中一例曰：“余尝诊一周姓少女，住小南门，年约十八九，经事三月未行，面色萎黄，少腹微胀，证似干血劳初起。因嘱其吞服大黄䗪虫丸，每服三钱，日三次，尽月可愈。自是之后，遂不复来，意其差矣……余闻而骇然，深悔前药之误。然病已奄奄，尤不能不一尽心力。第察其情状，皮骨仅存，少腹胀硬，重按痛益甚。此瘀积内结，不攻其瘀，病焉能除？又虑其元气已伤，恐不胜攻，思先补之。然补能恋邪，尤为不可。于是决以抵当汤予之。”曹氏此案提到“少腹胀硬，重按痛益甚。此瘀积内结”，因此必须攻下逐瘀。抵当汤由虻虫、水蛭、大黄、桃仁组成，虻虫、水蛭均为虫药，皆可破血逐瘀，消癥化积；大黄、桃仁用以荡涤血热之结。尤在泾曰：抵当汤中水蛭、虻虫活血去瘀之力，倍于芒硝，而又无桂枝之甘辛，甘草之甘缓，视桃核承气汤为较峻矣。盖血自下者，其血易动，故宜缓剂，以去未尽之邪。瘀热在里者，其血难动，故须峻药以破固结之势也（《伤寒贯珠集》）。张锡纯亦善用水蛭，并认为本品“破瘀血而不伤新血，专入血分而不损气分”。最后用黄芪建中汤、归芪建中汤以善后养阴。

收录于《经方》杂志微信版第 20190305 期

四、泽漆汤治疗顽固性咳嗽、气喘一例

患者，女，71 岁。2019 年 5 月 10 日初诊，自诉咳嗽、气喘三月余。今年 3 月 11 日，在某三甲医院行肺动脉三维螺旋 CT 平扫：右上肺胸膜下见直径约 6mm 小结节影。右肺下叶背段胸膜下见一大小约 5mm × 6mm 小结节影。曾用西药抗生素、阿斯美等。中药用宣肺化痰止咳类药，以及白花蛇舌草等。咳喘依然。因干咳较剧，声音嘶哑。3 月 21 日，又曾

到呼吸病研究所专家门诊。CT 报告：右上肺尖段见一磨玻璃结节影，直径约 6mm，右下肺背段见一实性结节影，直径约 6mm，边界清。两下肺基底段见少量斑索状模糊影。专家意见继续服半个月抗生素，并服阿斯美、开瑞坦等，3 个月后再复查。曾用麦门冬汤、小青龙汤，以及宣肺止咳、化痰平喘的方药，又自服冬虫夏草、守宫等，咳嗽仍未减，连连干咳，晨起有痰。4 月 1 日，又到某肿瘤防治中心专家门诊，诊断：右下肺结节。建议服希刻劳（头孢克洛）半个月。3 个月后复查胸部 CT。刻诊咳嗽气喘如前述，无恶寒发热，二便如常，口淡，舌淡胖，苔白稍厚。处方：泽漆 15 克，法半夏 25 克，紫菀 15 克，白前 15 克，桂枝 15 克，大枣 15 克，黄芩 15 克，生姜 3 片。

5 月 11 日，自诉昨日上午服药后傍晚时觉头晕、手震、耳鸣，但咳嗽多，咳出痰稀白。余告知：昨日上午 10 点服药，下午 5 点才觉不适，应与此药无关。嘱勿空腹服药。方药如前，泽漆用 30 克（先煎 20 分钟），药煎成一碗分三次服用。下午 5 点称，服药后无眩晕心悸，气喘。自昨天咳嗽咯痰之后，今天未有明显咳嗽。

5 月 12 日，昨晚上安睡，无咳，喉中觉有痰，不自觉地咽下，余无不适。处方：法半夏 25 克，紫菀 15 克，白前 15 克，黄芩 15 克，红参 10 克，花旗参 15 克，甘草 20 克，桂枝 15 克，泽漆 60 克。以水六碗，先煎泽漆，至水三碗，捞出泽漆，放其他药煎成大半碗。花旗参、红参另炖一小杯，兑入药中。分三次服，一小时服一次。再以水四碗，翻煎各药渣成大半碗，分三次服。即前后共服六次，少量频服。

5 月 13 日，昨晚临睡前轻咳一两声，安睡至今晨未咳。嘱仍用前方，泽漆加至 90 克。煎服法如前。

5 月 14 日，昨晚没有咳嗽。傍晚曾汗出，眩晕，乏力。进食云吞面后缓解。守上方，泽漆用 60 克，红参 15 克。

5 月 15 日，昨晚没有咳嗽，喉中似感觉有痰，但未咳出。曾有阵眩。守上方，泽漆减至 30 克。

5月17日，连日来，基本没有咳嗽，惟尚有阵眩、心悸、耳鸣。以柴胡加龙骨牡蛎汤加泽漆30克。

5月27日，询知咳嗽、眩晕、心悸均未有再作。

按语：泽漆汤见于《金匮要略·肺痿肺痈咳嗽上气》篇："半夏半升，紫参五两，一作紫菀。泽漆三斤，以东流水五斗，煮取一斗五升，生姜五两、白前五两，甘草、黄芩、人参、桂枝各三两。上九味，㕮咀，内泽漆汁中，煮取五升。温服五合，至夜尽。"

1. 从条文理解此汤证：此汤证描述甚简。曰："脉沉者，泽漆汤主之。"承接上文是："咳而脉浮者，厚朴麻黄汤主之。"可以这样理解，脉浮者为有表证，如风邪外犯，水气内停，故用厚朴麻黄汤这类小青龙汤变方。相对而言，泽漆汤证则有别于有外证之咳嗽上气。咳嗽日久，顽固不愈，非一般水寒射肺之疾，不是表证，故曰脉沉。近代多有报道此方治肺癌，想是有一定道理，值得进一步总结。而泽漆一药，《神农本草经》载："味苦，微寒。主皮肤热，大腹水气，四肢面目浮肿，丈夫阴气不足。"此药我国大部分地区随处可见，而药肆多不备，可见虽《神农本草经》早载，但是历代多不采用，致临床医生多有不识此物，其用遂被埋没。有说此品有毒，据说民间采之放茅厕中有防蛆之效。泽漆鲜品有乳汁对皮肤有刺激，本品是大戟科植物，有去水之功。

另"紫参"，原文"一作紫菀"，显然不是，因紫参在《神农本草经》中亦载。本是经典之药，奈何人多忽略。有人考证即"石见穿"。

2. 从特殊的药量及煎服法测知：此方重用泽漆三斤，煎服法："以东流水五斗，煮取一斗五升。""泽漆汁中，煮取五升，温服五合，至夜尽。"可能有两个意思，一是泽漆乃大戟科植物，有一定毒性，水多久煎以减其毒。一是泽漆三斤，量多体积大，必须先煮去滓，才方便煎煮其他药物。服法更是讲究，分十次少量频服，能令药力持久，料非一般的咳嗽。

3. 从配伍测知此方证为血弱气尽体质：如小荣兄所言，有小柴胡汤的影子，即小柴胡汤去柴胡、大枣。小柴胡汤原为“血弱气尽，腠理开，邪气因入”而设。病不在少阳故无须用柴胡。病延日久，血弱气尽。故仍用柴胡汤半里之治。

4. 临床上如何灵活运用此方：此方治肿瘤，个人没有体会，但用于治疗久咳不愈，排除外感咳嗽，体虚又内有水气痰热的咳嗽，可以试用。石见穿功能开破散结，如非有形之癥者，可以改用紫菀温润化痰。余治另一例患者咳嗽两个多月，西医诊断肺炎支原体感染。西药治疗月余，仍咳而微喘，痰多色黄。以此方治疗，泽漆用 60 克，加麻黄 10 克。3 剂咳喘减半，7 剂而愈。

第二章 黄仕沛经方示教医话

一、闲话虚则补之

今天门诊两位心悸胸痛的复诊病人，都是用桂枝加龙骨牡蛎汤取效。其中一位女性，问道:“我买了花旗参、红参、北芪可以用吗？”我说:“无必要用。”她说:“我不是虚吗？中医不是要‘治未病’吗？人参、北芪不是补好了身体，预防再发吗？”可见中医的一些误区，深入人心。

后来我与跟诊的同学说中医目前治已病都操之不及，何谈治未病？再讲了陈修园的一些观点。

陈修园著有《景岳新方砭》，他在该书《小引》中说:“徐灵胎有《医贯砭》一书……因效徐灵胎例著《新方砭》四卷，知者必于矛盾处鉴予之苦心焉。”所以针对张景岳的《新方八阵》的186首新方，逐一分析主治、组成，并加以评论，有褒有贬，观点明确，认为“方佳”“方超”者有20多首，认为“庸”“全不足持”的有60多首，其余不褒也不贬的有80余首。

陈修园《新方八阵砭》在第一方“大补元煎”方下曰:“景岳开章第一方即杂沓模糊，以启庸医混补之渐，据云气血大坏，精神失守。自非泛泛之药可以模棱幸中，景岳未读《本草经》，竟臆创臆说，曰：补气补阳以人参为主，少则用一二钱，多则用二三两。自此说一开，市医俱得捷径，不知神农明人参之性，通共二十七字，以补五脏为提纲，谓五脏属阴，此物专于补阴也。仲景于汗吐下后用之，以救阴存液，如四逆汤，白通汤，通脉四逆汤等，皆回阳大剂，俱不加此阴柔之品，致阳药反掣肘而不行。自唐宋以后，少明其理，无怪景岳一人也。”

桂枝加龙骨牡蛎汤是《金匮要略·虚劳》的第一方。此方治：“夫失精家，少腹弦急，阴头寒，目眩，发落，脉极虚芤迟，为清谷，亡血，失精，脉得诸芤动微紧，男子失精，女子梦交，桂枝汤加龙骨牡蛎汤主之。”此证一派“虚”象，而无大补元气之品，第二、三方分别是小建中汤、黄芪建中汤，都是以桂枝汤为基础的。可见仲景之用心。我上述两个病者心悸、心痛，用桂枝加龙骨牡蛎汤只是借用。凡桂枝类汤皆有此作用。未必有劳参芪之补。又仲景《伤寒论》有用人参无用黄芪，《金匮要略》有用黄芪而无参芪同用之例。并非如时医一见虚便是人参，甚而盲目参芪同用也。

2020.5.2. 黄仕沛随笔

二、“麻杏甘石汤证”之我见

麻黄杏仁甘草石膏汤证见于《伤寒论》第63条：“发汗后，不可更行桂枝汤，汗出而喘，无大热者，可与麻黄杏仁甘草石膏汤。”又见于第162条：“下后，不可更行桂枝汤，若汗出而喘，无大热者，可与麻黄杏子甘草石膏汤。”方药：麻黄四两去节，杏仁五十个去皮尖，甘草二两炙，石膏半斤碎，绵裹。右四味，以水七升，煮麻黄减二升去上沫，内诸药，煮取二升，去滓温服一升。

两条条文差别仅在一为“发汗后”，一为“下后”。条文的第一句“不可更行桂枝汤”，很明显说明了两个问题，一是病不在表。一是下述症状似桂枝汤证，特意提醒不要混淆，“不可更行桂枝汤”。条文的下一段就是本方证的核心“汗出而喘，无大热者”，这八个字是不免令人疑惑的。既然有汗出为什么还要用麻黄？既用石膏为什么会无大热？

关于“汗出”与“发热”的关系，《内经》曰“体若燔炭，汗出而散”，这是常理。发热而无汗者，必是大热，如麻黄汤证、大青龙汤证等。而汗出者多无大热，如桂枝汤证只是“翕翕发热”；越婢汤证则是“续自汗出，无大热”；即使白虎加人参汤其发热、烦渴、汗出也不是同时出现的。如第 26 条、168 条、169 条、170 条、222 条，这五条条文并没有把发热与汗出并列。169 条直接说“无大热”，但必须说明，这里“无大热”并非无热，而是热邪蕴于内，经汗出体热稍泄而已。而有些注家认为“无大热”是错简，或者干脆改为“无表热”。陆渊雷不同意错简说，他说“汗出而喘，无大热，知非传写之错误”，但他也说不出所以然。

而张锡纯，则可以说是离开仲景原文，仅凭个人用药体会去谈此方。他说：“愚用此方时，石膏之分量恒为麻黄之十倍，或麻黄一钱石膏一两，或麻黄钱半石膏两半。遇有不出汗者，恐麻黄少用不致汗，服药后可服西药阿司匹林许以助其汗，若遇热重者，石膏又可多用。”张锡纯是近代大家，他的学说甚有影响力，但他如此诠释我甚不以为然。怕麻黄过汗，而轻量地使用麻黄，但又怕“不致汗”，却加阿司匹林，岂不矛盾？阿司匹林的发汗作用远比一钱或者半钱的麻黄要显著得多。把条文中“不可更行桂枝汤”“汗出”“无大热”这些关键词罔置不顾，尤其是把石膏看作是监制麻黄发汗的一种药，这个影响甚深。时至今日，致使大多数人都以为是石膏量大于麻黄便可令麻黄的发汗力减少，故本方证有“汗出”也用麻黄。

临床上喘憋严重者多冷汗淋漓，热暂随汗泄而“无大热”。关键问题在于“喘”，这个“喘”是什么喘？应该要弄清楚。《伤寒论》43 条：“太阳病下之微喘者，表未解故也。桂枝加厚朴杏子汤主之。”这似乎与 162 条相类。也是因下之后的喘。但 43 条已明言这是“表未解故也”。所以仍然用桂枝汤加厚朴、杏仁便是。而且麻杏甘石汤条强调“不可更行桂枝汤”，当然不是这个喘了。用麻黄治喘最有代表性的就是麻黄汤和小青龙汤。但麻黄的用量只是三两，煮取三升，温服一升，即每服一两。而麻杏甘石汤用四两，煮取二升，温服一升，即每服二两。从某种意义上说，此方麻黄用量大于治喘之常用方小青龙汤和麻黄汤，而与大青龙汤、越婢汤等量，属于仲景用麻黄最大量之列。大青龙汤、越婢汤均是六两，煮取三升，温服一升。每服均是二两，大青龙汤却是一服“取微似汗者，停后服”不必尽剂，麻杏甘石汤则没有说“停后服”，而宋本《伤寒论》方后还有“本云‘黄耳杯’”数字。即原版本是云“温服黄耳杯”的量的。“黄耳杯”的量是多少？我没有考证过。可能相当于“二升”，也可能是“一升”，但没有说“停后服”，也就是说有可能二升全服。那么，实际全天进服量就可能大于大青龙汤了。如此大量用麻黄，不是为了发汗解表，也不是如小青龙汤之平喘，其究竟是什么作用？

麻黄可以通过解痉通畅气道，达到“平喘”的作用外，还可以兴奋呼吸中枢，纠正呼吸衰竭，收到“平喘”的效果。用如此大剂量，目的只应该是后者吧。所以，这个方证，其实是肺部重症感染甚至合并呼吸衰竭者，所以重用麻黄。广安门医院熊兴江先生，也同意我的观点。他在重症室观察到的重症肺炎合并呼吸衰竭的患者，“汗出而喘，无大热”者，不在少数。

出自《经方》杂志微信版第 20180822 期

三、承传发扬岭南伤寒流派，立足临床，守正创新

《伤寒论》是中医的一本奇书，历代注家众多，是所有医学文献被注释得最多的一本，据说注家达 500 多家。清末民初被称为《伤寒论》研究史上的第三次高潮。中华人民共和国成立前 100 年，研究《伤寒论》的著作就占了 150 余家。而广东地处岭南，虽受“南人无伤寒”之说的影响，但研究《伤寒论》并且用之于临床者也大不乏人。

广州地区清末至中华人民共和国成立初的经方家，他们常集研究、教学、临床于一身，且代有传承。尤以伤寒“四大金刚”最著。我非文献医史研究者，仅个人手头资料所知，近代伤寒医家有如：

易巨荪（《集思医案》）

黎庇留（《黎庇留医案》《伤寒论崇正编》）——黎少庇

马云衢（广州中医学院）

陈伯坛（《读过伤寒论》《读过金匮》）曾办“伯坛中医专科学校”生徒甚众。遍及粤港澳各地。

程祖培——彭若铿（《程祖培先生医学遗著》）

——彭泽民（中医研究院名誉院长）

——钟耀奎

——陈坤华（女儿）——袁衍翠（孙女）。

——陈国樑（曾孙）

谭星缘——谭次仲（侄儿）（曾任广州中医学会会长，《金匮削繁》《伤寒论评志》），——宋展岐（1902—1975，市中医院任职）

李子龙，台山（《伤寒条辨》）

陈焕棠（清·光绪年间，东莞，著有《仲景归真》）

麦乃求（清·光绪年间，中山，著有《伤寒法眼》）

唐守圣（民初，广州，著有《伤寒金匮约编》）

梁照林（广州越秀区，1900—1968，《梁照林伤寒论讲稿》《经方徵验录》）——梁直英（广州中医药大学），梁焕英（广州正骨医院）

朱钊鸿（广州越秀区，著有《伤寒论新解》）

近代岭南“伤寒派”医家，尤以陈伯坛为首的“四大金刚”为代表，影响甚大。我读陈伯坛的两本著作，虽然感觉玄奥艰深，晦涩难懂。但从字里行间，窃取片言，亦足以启发临床，获益不少。兹通过陈伯坛的几个观点谈谈个人的肤浅体会。

（一）仲景书必跳出旁门可读

陈伯坛的徒弟林清珊在《读过伤寒论·序》中说："仲景书必跳出旁门可读，犹乎段师琵琶须不近乐器十年方可授，防其先入为主也。"此虽非陈氏语，但深得陈氏心传。《伤寒论》是一本具有独特风格，切实临床的著作。要学好，必须一门深入，心无旁骛，若左顾右盼，必离仲景愈远。清代徐灵胎说过："仲景之学，至唐而一变。"后世注家多闭门造车，从揣度得之。林序中说："注伤寒无异删伤寒。"陈氏《读过伤寒论》是"耻与注家为伍"。

1. 以仲景释仲景

《伤寒论》既是一本示人以法，示人以准绳的书；更是仲景的临床实录，书中方药是仲景行之有效的方法，对临床甚具指导意义。从书中探究其辨证用药的规律，便可掌握仲景的经验。故此陈氏说："读仲景书当原文上探讨，勿以注家先入为主所囿。"

例如：麻杏甘石汤条文

63条："发汗后不可更行桂枝汤，汗出而喘，无大热者。可与麻黄杏仁甘草石膏汤。"

162条："下后，不可更行桂枝汤，若汗出而喘，无大热者。可与麻黄杏仁甘草石膏汤。"

麻黄四两，去节，杏仁五十个，去皮尖，甘草二两，炙，石膏半斤（碎，绵裹）

上四味，以水七升，煮麻黄，减二升，去上沫，内诸药，煮取二升，去滓。温服一升。【本云黄耳杯】

陈氏注意到方后"一本有黄耳杯三字"，他说："汪苓友云想系置水器，吾谓当系量水器，取限制之义。楚人谓限不得曰柸治。可悟二升药大有分寸。"经陈氏这一个提示，有助我们把麻杏甘石汤问题的结解开。原来此方是"煮取二升"，假如服"黄耳杯"的量，而不是一升。

大青龙汤等方的煎服法“煮取三升，温服一升，一服汗者，停后服”。而麻杏甘石汤方后没有说“停后服”而是：煮取二升，温服二升（黄耳杯）。如此的服法，可见麻杏甘石汤是所有经方服用麻黄最重的一首方（是唯一，不是之一）。

一般认为用麻黄最重的是大青龙汤，原方是六两。但是“温服一升”，实为每次二两。“一服汗者，停后服”，即剩下的四两，不必尽剂。而麻杏甘石汤用麻黄四两，“煮取二升”一次尽服。

伯坛先生读书之细，令人叹服，他提示《伤寒论》条文中“主之”“宜”“可与”等语，亦有深意。他在42条下说：“实行桂枝汤故曰主，权行桂枝汤故曰宜。”“玩当字宜字。”他在麻杏甘石汤条下说：“曰可与麻黄杏仁甘草石膏汤。遑有两可之汤乎，此为借治法，故不曰主之也。”

麻杏甘石汤方证条文似不可解；“汗出不可用麻黄”，“无大热不用石膏”似乎已成定例。现在“汗出而喘无大热”与此定例不合。因此，柯韵伯曰：“旧本有‘无’字。”故把经文改成：“无汗而喘，大热者，可与麻杏甘石汤。”

又有注家把“无大热”改成为“无表热”。

其实，临床观察，喘憋得厉害，致令汗出，汗出自然“无大热”。仲景治喘如麻黄汤、小青龙汤服量相当每次一两。而麻杏甘石汤是顿服四两。可见此喘不是一般的喘，如呼吸衰竭等喘，正需要大量用麻黄以兴奋呼吸中枢，孤注一掷，冀倾刻救命于万一。故仲景用“可与”而非“主之”字眼。体会到陈伯坛所说的“《伤寒》无庸注，原文自为注”的观点。

今年6月24日曾遇一例六岁小孩，急性脊髓炎四肢瘫痪，6月12日开始抽搐，继而发热不退，住进广州某三甲医院儿科神经内科。6月20日呕吐，精神状态转差，四肢软瘫。诊为急性脊髓炎。用激素、丙种球蛋白冲击治疗。6月26日病情未见好转。家属征得主管医生及主任同意，请中医会诊。刻诊：无发热，呼吸浅促而头汗出，目光呆滞、缓散，二便不通。

处方：麻黄 12 克，北杏 10 克，知母 20 克，花旗参 15 克，甘草 10 克，石膏 90 克。

处方交主管医生，呈科主任。该神经科主任对中医素感兴趣，并参加某学习班学习中医。看到我的处方后，说这病孩二便不通，是下焦的病，怎么能用上焦的药。遂答复：这处方与他考虑的方向不吻合，不同意用药。

7 月 1 日，病情未见好转，病孩家属悄悄鼻饲上方。一天半后来微信："服药三次，现在眼睛能看了，会看电视，会认人，能听懂部分语言，意识逐渐恢复，能喝水，也能吞咽些粥，嘴巴常动，哭声大。脚动得多了一些，有点力气了。屁股会扭，手臂依然没动，右手手指偶尔动一下，不能抬头。肚子有气，没有力气拉大便。"

7 月 2 日处方：麻黄 15 克，北杏 10 克，知母 20 克，花旗参 10 克，红参 10 克，大黄 5 克，玄明粉 3 克（冲），甘草 10 克，石膏 90 克。一剂。煎成半碗，分两次服，翻渣煎成半碗，分两次服（一天喂四次）次。

7 月 4 日，患者四次的药，分了两天服。汗较多，背上有微汗。大便仍不通。右手手指能动。仍守上方，嘱一天服四次。

7 月 6 日，家属微信说："精神状态好，能抬头（抬不稳），屁股明显能带动腰转身，肩膀也稍稍能带动上臂转。脚也能较大幅度伸展，踢腿了。"

7 月 7 日，家属微信说："昨晚睡前背、腰、肩膀、手臂、胸部都有很多汗，但腹部没有一点汗。今天查房医生说他依然没有腹部反射。尿 1400mL，大便抱着他上厕所拉，没有用开塞露，但很费劲。"

7 月 9 日，家属微信说："昨天可以自己拉大便，比较多了。"

7 月 12 日家属微信说："能稍独坐几秒，精神状态好了很多，手指动得多些，能左右翻身。准备出院。"

7 月 26 日:“麻黄递增到 23 克。”

8 月 22 日,麻黄已增到 30 克。躯干有力气,能稳坐,十几分钟。可扶着站立。

2. 用药果敢,虽号大剂,宜轻便轻,并非孟浪

晚清时用药风气日趋“轻灵”,而陈伯坛独树一帜,故时人称为“陈大剂”。如诊两广总督谭钟麟一案。当时南海知事裴景福推荐陈伯坛往诊。事前向陈伯坛交代,总督不能服桂枝,用三分便会流鼻血。可见时人时医,用药之轻,已成风气。清代中叶,温病学说兴起,特别以叶天士为代表的苏派,大行其道,瑕瑜互见,良莠不齐。甚至连吴鞠通也看不过去,在他晚年著的《医医病书》写道:“用药以三分、五分、八分、一钱为率。候其真气复而病自退,攘为己功。”又说:“近代叶天士医案……南方人多喜读之,无奈不得要领,但袭皮毛,名为叶派。”虽然,自叶派出,《温病条辨》问世,抨击者不乏其人,如徐灵胎、叶霖、陆九芝、曹炳章、章虚谷、曹颖甫、易巨荪、谭星缘、胡希恕等。但都改变不了剂量偏轻的习气。陈伯坛通过实践告诉我们药的量效关系是成正比的。也培养出一批如程阔斧(祖培)、彭泽民、钟耀奎等以重剂克病的医生。陈伯坛批评一些以轻剂果品敷衍病人的“果子医生”。

但当用药宜轻时陈氏不会妄用重剂。他女儿陈坤华说:“麻黄、细辛此类辛散之品,从未有超过六钱者。”

(二)吴萸、四逆、真武、理中,不可同鼎而烹

此语甚有深意,临床意义颇大。用简单概括的语句,说出了方证的重要性、方与法的关系。吴茱萸汤、四逆汤、真武汤、理中汤都是温阳之剂,但各有所主。不能因为都是温阳便可以互用,各方证不可混淆。例如“瘀热在里”是病机。而《伤寒论》出现过三个方证均是“瘀热在里”的。如:

262 条:伤寒瘀热在里,身必黄,麻黄连轺赤小豆汤主之。

236条：阳明病，发热汗出者。此为热越，不能发黄也。但头汗出，身无汗，剂颈而还，小便不利，渴引水浆者，此为瘀热在里，身必发黄，茵陈蒿汤主之。

124条：太阳病六七日，表证仍在，脉微而沉，反不结胸，其人发狂者，以热在下焦，少腹当硬满，小便自利者，下血乃愈。所以然者，以太阳随经，瘀热在里故也，抵当汤主之。

难道这三首方能混同互用吗？伯坛先生指出茵陈蒿汤“主身黄如橘子色”。麻黄连轺赤小豆汤“虽非突如橘子色之黄……殆亦橘子色之次者欤”。抵当汤则是瘀热在下焦。

（三）《伤寒论》，不是寒伤论

陈伯坛先生说：“《伤寒论》不是寒伤论。勿将‘伤寒’二字倒读作‘寒伤’。”

他直截了当，一语道破历来对《伤寒论》一书的误解。

《伤寒论》一书，自叔和取名以来，便认为是一本治外感病的专著。自宋代王洙等发现了《金匮要略》，更有了“《伤寒》论外感，《金匮》言杂病”之说。金元李东垣著《脾胃论》《内外伤辨惑论》，又有了“外感宗仲景，杂病法东垣”的说法。及至温病学说形成之后，对《伤寒论》的解释，又由广义伤寒，降格为狭义伤寒，即专论“外感风寒”的医籍了。

现在有的中医书籍对于六经辨证就认为只适用于风寒外感。

近世所谓“寒温统一论”，其实仍旧认为《伤寒论》是论风寒性质的外感病。

徐灵胎指出：“不知此书非仲景依经立方之书，乃救误之书也。”“盖因误治之后，变证错杂，必无循经现证之理，当时著书，亦不过随症立方，本无一定之次序也。”以太阳篇为例，有一半的条文是讨论误治、变证的。误治变证，就由外感变成杂病了，或者外感病夹着杂病了。如太阳篇最后一条第177条："伤寒，脉结代，心动悸，炙甘草汤主之。"便是杂病了。

如上面提及仲景"主之""宜""可与"等，也可以窥《伤寒论》的方治，多为救误而设。

例如《伤寒论》桂枝汤方证条文共20条。"主之"仅两条，"宜"却是16条，"可与"1条，"与"1条。

麻黄汤方证条文共8条。"主之"仅2条，"宜"是4条，"与"2条。

大承气汤方证条文共19条。"主之"仅2条，"宜"却是15条，"可与"1条，"与"1条。所谓"阳明三急下""少阴三急下"均属"宜"。可见大部分为"权行""借用"之方。

陈伯坛及岭南伤寒派诸先贤，多有值得我们学习继承之处。以上仅拾陈伯坛先生片言只语，以启吾思，不敢谓攀附门墙。

由于种种原因，《伤寒论》的学习、研究曾一度淡薄，经方的临床曾一度冷落。但可喜的是广州中医药大学率先举办经方班，提倡学经典，用经典，现在已是第19期。继后北京、南京等全国各地都陆续举办各种各样的经方学术交流。掀起一股前所未有的"经方热"。相信日后伤寒学不再视为"流派"而回归为"主流"。

2019年仲景学说临床运用学习班

四、黄仕沛教授谈：泽泻作为"缓眩"的专药

泽泻汤，《金匮要略》的痰饮篇里面说："心下有支饮，其人苦冒眩，泽泻汤主之"。泽泻五两，白术二两。

这个条文仅仅十几个字，已经说清楚了这个方的病机方证——心下有支饮。这个病人是支饮，但是治疗支饮有好多方，我的论文集里面已经举了刘渡舟老先生治支饮的案例，"病痰饮者，当以温药和之"，他治

痰饮就开了一个苓桂术甘汤，但是病人没有好，原来这个病人是木防己汤证。木防己汤也是治支饮的，但是木防己汤治支饮有木防己汤的证，苓桂术甘汤治支饮有苓桂术甘汤的证，泽泻汤治支饮有泽泻汤的证，不要把它们搞乱。

“其人苦冒眩”，主要的证就是冒眩，“苦”就是苦楚严重的意思，“冒”就是自觉头重如盖，好像一个帽子戴在头上一样，就是头发胀，头昏，像《内经》说的：“徇蒙招摇，目冥耳聋，下实上虚，过在足少阳厥阴，甚则入肝。”“徇蒙”就是眼神模模糊糊的，“招摇”就是头晕，“眩”就是两眼发黑。从这三个字可以知道，泽泻汤治的头晕是很严重的头晕，甚至是天旋地转。

什么叫支饮呢？从《金匮要略》里面说，就是“咳逆倚息，短气不得卧，其形如肿”。第一是形如肿，我在七十年代的时候就看过刘渡舟老先生讲的一个医案，是用这个方。他说这个方的辨证要点是舌胖大，我觉得有道理，支饮是其形如肿，“如肿”不一定是肿，是像肿，或者说某处肿，刘老先生说的舌胖大也是肿。但是我们临床上用泽泻汤的时候，不一定就要舌胖大，刘老说的是辨证要点，我觉得不一定要有，因为如果真的是支饮，我们就可以找到支持支饮的症状。

我们现在用泽泻汤已经把这个泽泻看作是“缓眩”的一个特效药，就好像我们头晕就用天麻一样，泽泻是可以治眩晕，不管是什么病造成的，只要不是阴虚风动，或者是气血不荣，或者是阳气不足的原因，都可以用，但是如果是的话，我们就合方用。

这个方很简单，泽泻五两，这是仲景用泽泻的方中用量最重的。大体上，仲景的小方量都是比较重的，芍药甘草汤也好，桂枝甘草汤也好，这个泽泻汤也好，都是用量比较重。泽泻用五两，五两的话就是75克，我早年在临床上都是用45克到60克，后来发现治眩晕用这个药有效，但不见得十分理想，所以我就慢慢加大用量，最后我用到了120克，效果非常好，对大多严重的眩晕效果都非常好，一两副下去眩晕就好了。

有时候长期用也不见有什么副作用。

我有一个病人脑动脉硬化，经常眩晕，我就用五苓散加泽泻。五苓散其中有一个方证是癫眩，泽泻就是针对癫眩的。因为如果只开泽泻汤两个药的话，药房是不配的，药房说两个药不是方，医保不承认，正好五苓散里面有泽泻汤的成分，所以凡是开泽泻汤的时候，我一般都开五苓散。五苓散证也有“癫眩”，虽然还有几味药，其实不需要用，一个泽泻汤就可以了。

古人说泽泻“利水通淋而补阴有足”，利水不伤阴，是一味很中性的药。病人吃了泽泻汤，也不见得小便特别多，肾气丸里面也有泽泻，利水不伤阴。现在药理也查不到有明显的肝肾毒性，所以长期用也没事。

我觉得泽泻可以作为一种“缓眩”的专药，泽泻汤是开后世“无痰不作眩”的先河，后世讲眩晕，不是有“无虚不作眩”“无痰不作眩”“无风不作眩”等说法吗？凡有头晕的都用菊花，或者是天麻，“无痰不作眩”的方不是半夏白术天麻汤吗？二陈汤加天麻、白术，其实如果不要天麻，我看治不了头晕。所以前人的方都是有一个针对性的对症的专药，加上病机来处方。这个泽泻汤就更高级，泽泻汤有两个作用，一个是祛痰饮，第二是抗眩晕。有支饮的，舌胖大的，当然可以用这个方，如果没有支饮的，我也用泽泻。凡是头晕我都用泽泻，可以把它看作是“缓眩”的一个专药。

收录于厦门一针一药　2019-11-25

五、为什么不同意“三纲鼎立”的观点

所谓三纲鼎立是指“风伤卫，寒伤营，风寒两伤营卫”。简单说就是太阳中风是因风邪伤卫，主以桂枝汤。太阳伤寒是因寒邪伤营，主以麻黄汤。大青龙汤是营卫俱实（当然，实者即邪气实）。此说源于王叔和，

以后孙思邈、成无已、许叔微等延续之。成为颇具影响的一个观点。

《伤寒论·辨脉法》:“寸口脉浮而紧，浮则为风，紧则为寒，风则伤卫，寒则伤营，营卫俱病，骨节烦疼，当发其汗也。”但引至此说者实源于原文 38 条:“太阳中风，脉浮紧……大青龙汤主之。” 39 条:“伤寒脉浮缓……大青龙汤主之。”太阳中风却出现脉浮紧，太阳伤寒却出现脉浮缓。

所以至成无已注 38 条时则发挥说:“此中风见寒脉也。浮则为风，风则伤卫，紧则为寒，寒则伤荣，荣卫俱病，故发热恶寒，身疼痛也，风并于卫者，为荣弱卫强，寒并于荣者，为荣强卫弱。”

许叔微又说:“仲景论治伤寒，一则桂枝，二则麻黄，三则大青龙。桂枝治中风，麻黄治伤寒，大青龙治中风见寒脉，伤寒见风脉，三者如鼎立。”形成了所谓“三纲鼎立”说。后世方有执、喻嘉言及《医宗金鉴》均持此说。

但反对此说的则大有人在。尤其是柯韵伯，他说:“仲景凭脉辨证，只审虚实，不论中风伤寒，脉之紧缓，但于指下有力者为实，脉弱无力者为虚，不汗出而烦躁者为实……实者可服大青龙，虚者便不可服，此最易晓也。要知仲景立方，因症而设，不专因脉而设。”

陈伯坛更是明显反对此说。他说:“《伤寒论》不是寒伤论，勿将伤寒二字倒读作寒伤。”该言论便是很好的注解。他提示了我们伤寒的临证思维应是“审证不问因”。《灵枢·五变》:“一时遇风，同时得病，其病各异。”风也好，寒也好，中人之后，是根据各人不同的机体反应而出现不同的临床表现，并不因原始病因而异。所以有热化、寒化，所以有直中，所以有暑病用桂枝汤。六淫之邪中人皆如此，无所谓伤寒、温病。三纲鼎立是把风、寒这些原始病因机械地看作“伤卫”“伤营”。临床表现所谓恶风、恶寒其性质都是一样，只是轻重之别。不是中风则恶风，伤寒则恶寒。

回过头来说“病有发热恶寒者，发于阳也，无热恶寒者，发于阴也”。如果把发于阳看作是中风，发于阴看作是伤寒，就是为三纲鼎立说作铺垫。如果承认这解释，即是同意风伤卫（阳），寒伤营（阴），所以陈伯坛认为不能读作“寒伤论”。

（黄仕沛）

六、经方治疗新型冠状病毒肺炎的思考

2020 年 1 月 25 日中共中央政治局常务委员会召开会议，研究新型冠状病毒感染的肺炎疫情防控工作。会议强调要不断完善诊疗方案，坚持中西医结合。2 月 2 日，武汉市新冠肺炎防控指挥部医疗救治组要求武汉市各定点救治医疗机构确保对在院确诊和疑似病人的所有轻中症患者使用中药协定方治疗。2 月 6 日国家中医药管理局推荐全国各地在中西医结合救治新冠肺炎中使用“清肺排毒汤”。

当前全国新冠肺炎疫情形势依旧严峻，确诊人数和死亡人数仍然在增加。截至 2 月 9 日 10 时，国内新冠肺炎确诊 37251 例，疑似 28942 例，死亡 812 例（腾讯新闻）。为进一步发挥经方在疫病防治方面的优势和特色，我们近日通过微信分别采访了我院黄煌教授及全国知名中医黄仕沛等客座教授，他们为新冠肺炎的防治积极献言献策。本期公众号发布的是我院客座教授、广州越秀区中医院黄仕沛主任对中医药防治新型冠状病毒肺炎的思考和建议。（采访人：张薛光　梅莉芳）

应对“疫肺”，谨守方证

——就经方防治新型冠状病毒肺炎采访黄仕沛教授

问：黄师，您好！近日大家陆续看到不少患者采用中医药为主要治疗方法痊愈出院的报道。但很多人对中医药参与治疗流行性传染病还是没有信心。您临床工作多年，有没有参与过流行性传染性疾病的防治？

可否请您就中医药在防治流行性传染病中发挥应有作用谈谈您的体会?

答: 根据报道，新型冠状病毒肺炎肆虐以来，广大中医药工作者积极参与防治此疾病，并且越来越显示出中医药的作用。事实上汉代张仲景《伤寒杂病论》就是一部中医抗疫史，在两千年来一直发挥着重要的作用，今天中医药在抗疫上仍能发挥其作用，仍须发挥其作用。2月2日武汉市新冠肺炎防控指挥部医疗救治组更下发了“推荐使用中药协定方的通知”。要求按国家中医药管理局要求成立中医药防治专班，成立中医药治疗专家组，确保所有患者服用中药等措施，让中医在此疫中大展拳脚。相信广大中医药工作者一定不负众望，做出新成绩，控制疫情，使患者早日康复!

我从医五十多年，在基层工作，虽未有太多的流行性传染病防治的经验，但也经历过不少次诸如麻疹、流感、登革热甚至非典的流行。在当时情况下中医总是当仁不让的。特别是20世纪60年代期间，麻疹流行季节。医院开设的“麻疹专科门诊”，以中医为主，我父亲是儿科名医，我侍诊其侧。门诊量非常大，危重病不少，如麻疹合并肺炎等，西医都请中医会诊，中医是能解决问题的。60年代中期我独立工作后，经历最多的是流感大流行。我运用我的老师的“黄芩紫草汤”加减治疗，可谓得心应手，疗效满意。都说明中医在急症方面是大有作为的。

我通过相关报道及与同行交流，感觉此次疫情患者的临床表现虽然有一定的规律，但表现还是有差异的，特别是重症时，更会千变万化，朝太阳经晚厥阴经不足为奇。例如，我收到的几例患者（普通型）初、中期的不完整的信息，就看不到是湿温或寒湿的现症。或者是学术观点的差异也未可定。但总的来说，我感觉整本《伤寒杂病论》就涵盖了这个“疫肺”的各种临床表现。我们要细心观察，认真思考，治疗上“谨守方证”。相信可以在《伤寒论》中找到具体治疗方法的。

问: 黄师，您虽不能亲临一线，但您的经验肯定会对一线防疫工作者带来启发。可否请您就临床治疗新冠肺炎谈谈经方的选用?

答：这个阶段，由于大家都异常关注，各抒己见，已提出不少的方法。我就不做系统地论述了，只就一些方证的辨证运用谈谈个人的体会，仅供一线的同业参考，不切实际之处，请斟酌而行。

（一）柴胡类方

此病初起发热恶寒、口苦、咽干、体倦乏力、胸闷、呕吐、食欲不振、舌上白苔等，很多与小柴胡汤证相似（因我未亲自诊视过病人，只能这样说。下同）。据我所知也有很多一线中医及一些协定处方选用此方。兹就柴胡类方及小柴胡汤的个人体会简述如下：

1. 柴胡的用量问题。此病大多以发热为主，初起体温并不是很高，继而很快体温上升，有些患者达 39 ~ 40℃。特别以下午、晚上为著，翌日稍退。即是说一天之内或者两天之内出现两个“体温高峰”，所谓“双峰热”，恶寒未罢，这就是“往来寒热”。不要以为“往来寒热”是发热时不恶寒、恶寒时不发热。这都是运用小柴胡汤的指征。

柴胡是一味很好的退热药。退热的机理与其他退热药机理未必尽同。观《伤寒论》中柴胡类方中用于发热的方，其柴胡的正常用量（柴胡桂枝汤、柴胡加芒硝汤除外）与其他解表退热方的主药，如桂枝、麻黄相比是最重的。用量是半斤（八两），而桂枝汤、麻黄汤的主药桂枝、麻黄只是三两。大青龙汤麻黄才是六两。所以，柴胡用于退热的量一定要足够。我治发热的常用量为 45 ~ 60 克。

我年轻时候受叶氏之说所囿，不敢重用柴胡而被师父训斥，常铭记于心。中药用量的折算，我同意柯雪帆教授的考证。

2. 柴胡类方，包括柴胡桂枝汤、大柴胡汤、柴胡桂枝干姜汤、柴胡加芒硝汤、柴胡加龙骨牡蛎汤、柴胡去半夏加栝楼汤等，都是小柴胡汤的加减。在临床中随证运用。

3. 从新冠肺炎的临床资料看，很多人提出此病为湿温，或秽浊热毒邪伏募原范畴，选用三仁汤、藿朴夏苓汤、达原饮、甘露消毒丹等，未尝不可。但临床时应认真鉴别才能收到预期效果。例如是否发热不扬？是否苔如积粉？乏力是气馁不足还是湿困中焦？

4. 小柴胡汤有人称之为“三禁汤”，即少阳禁汗、禁吐、禁下，我以为不可囿于此说。见证投药才是，不是有柴胡加芒硝汤证、大柴胡汤证吗？怎会禁下？小柴胡汤证不是可以通过“身濈然汗出而解”“复与柴胡汤，必蒸蒸而振，却复发热汗出而解”么？柴胡本身就是一味很好的发汗药。至于欲以柴胡剂发汗，我习惯配合桂枝汤的将息法，每收预期之效。

5. 遇有往来寒热或唇舌俱红，苔厚黄，大便不畅，尿赤者，可用蒿芩清胆汤，也属少阳法。但我更喜用我的老师的名方，20 世纪 60 年代广州市名老中医陈群益先生的“黄芩紫草汤”。此方其实是蒿芩清胆汤的变方。70 年代陈老曾有临床应用文章发表在《新中医》杂志。此方有一段故事。1958 年，广州流感大流行，某日陈老过访另一老中医刘之永（也是名门之后，其祖父刘敬时，治愈两广总督岑春煊之斑症。估计亦是时疫，被保举入京为清室太医。有著书及医案集，父刘福谦亦为民国广州名医）。刚好刘老小憩，陈老遂随手检阅其诊桌上的病历，见流感患者多用此方，患者反映疗效满意，遂抄起此方。后刘老返回，请教之，据云此方载于其祖父著作《藜映氏医案》中。陈群益此后用此方治时行发热，屡用屡效。经陈老略有加减，60 年代初陈老讲授内科时，介绍此方。我谨记之，后来再略有增损，几十年用于流感效果卓著。我认为一有恶寒即需解表。单靠青蒿力尚未足，故加入香薷而名“加减黄芩紫草汤”。1983 年我曾撰文介绍：1979 年 7 月～9 月，我院中医科观察了 100 例门诊发热（38℃以上）患者。一天内退热，不复再热者 49 例，44 例二剂退热，7 例无效（二剂未能退热者）。

此方定型后组成如下：青蒿 15 克（后下），香薷 15 克，黄芩 15 克，芦根 20 克，白头翁 30 克（广东惯称白头翁为“北紫草”），野菊花 20 克，石膏 30 克，甘草 10 克。以清水四碗，煎成大半碗，温服。啜热粥一碗，温覆取汗。三小时后药渣再煎一次。服法仍仿桂枝汤将息法。

6. 又据武汉曾宪玉主任观察，本病初期，口干口苦或咽痛，发热，纳差，咳嗽常见。小柴胡汤是发病初期的主方，初期往往热象偏重，我看过的病人少有肠胃积热之象。

本病传变很快，黄芩紫草汤或小柴胡汤大概有 1～2 天的使用机会。若能扭转局面，邪去正安则可转危为安。由于本次邪气炽盛，部分患者邪气会从表入里，表现为汗出后邪气不退，陷于阴证，多表现为汗出，乏力，畏寒或泄泻呕吐，治疗当先救里，此时则需用附子剂。

大剂量激素、抗生素冲击后，舌苔一定会出现腻苔、舌胖等寒湿之象，常无口苦口干等热象。稳定期多表现为咳嗽，干咳无痰。治疗当从太阴温化寒饮，三仁汤之属恐力不济也。可选苓甘五味姜辛夏杏汤、射干麻黄汤等。

（二）麻黄类方

1. 解表发汗：新冠肺炎为感染性发热性传染病，初起必有表证。“其在皮者，汗而发之”，古人已有定例。相信通过有效地解表发汗方法，可以截断病邪继续深入，扭转病势发展，不致产生变证而成重症。因此，解表剂是此病的关键。清末民初广东伤寒四大金刚之长易巨荪先生指出：“银翘散，陋方也。”可能有失偏颇，但从此方解表药只有薄荷、荆芥、淡豆豉，未足以一汗而解，也是其薄弱之处。而经方麻桂剂有良好的发汗解表作用，用得恰当，往往立竿见影。其中麻黄汤、大青龙汤、葛根汤，以及麻桂各半汤、桂枝二麻黄一汤、桂枝二越婢一汤等方，各有法度，各有方证，最近也多有提及，兹暂不论。

2. 平喘救危：麻黄剂的使用很自然就联想到上述诸方，就是发汗解表，甚至把所有麻黄剂都联系到发汗解表上去，未免忽略了仲景使用麻黄剂的更重要处，诚为可惜。其实，麻黄作为急救用药亟待开发，特别是新冠肺炎更是大有用处，如麻杏甘石汤证。麻杏甘石汤在《温病条辨》中是这样写的：“喘咳息促，吐稀涎，脉洪数，右大于左，喉哑，是为热饮，麻杏甘石汤主之。麻杏甘石汤方（辛凉甘淡法）：麻黄（去节）三钱、杏仁（去皮尖碾细）三钱、石膏（碾）三钱，甘草（炙）二钱。”

吴鞠通为什么把此方证放在下焦篇寒湿门中，小青龙汤证之后？把此证称为“热饮”，大概目的是与小青龙汤的寒饮相对偶吧。那么这首方就只是一首附方，无足轻重了。相反，上焦篇：“太阴温病，脉浮大而芤，汗大出，微喘，甚至鼻孔扇者，白虎加人参汤主之。”应是麻杏甘石汤证，却用白虎加人参汤主之，这个问题备受后人诸多诟病，暂时不论。

现代教科书把此方列为“辛凉解表剂”，有些医家又视此证为“寒包火”。影响力甚大的近代医家张锡纯则如是说：“愚用此方时，石膏之分量恒为麻黄之十倍，或麻黄一钱石膏一两，或麻黄钱半石膏两半。遇有不出汗者，恐麻黄少用不致汗，服药后可服西药阿司匹林以助其汗。若遇热重者，石膏又可多用。”

无疑，吴鞠通及张锡纯都是把麻杏甘石汤看成只是解表平喘剂。用量方面吴氏尚算颇具“胆色”了，但石膏却也只用三钱。张氏麻黄只用一钱，虑其发汗不足，却又加“阿司匹林”，岂不矛盾？

那么，张仲景是怎么说的呢？《伤寒论》第63条：“发汗后，不可更行桂枝汤，汗出而喘，无大热者，可与麻黄杏仁甘草石膏汤。”第162条是“下后”，下文基本一样。“麻黄四两，去节，杏仁五十个，去皮尖，甘草二两，炙，石膏半斤，碎，绵裹。上四味，以水七升，煮麻黄，减二升，去上沫，内诸药。煮取二升，去滓。温服一升。本云，黄耳杯。”

此方证条文似不可解。既然汗出，为什么仍用麻黄？既云无大热，又何以用石膏？其实，此条一开始便告诉我们，此证不是表证，“不可更行桂枝汤”，汗出发热而不是大热，似桂枝证不能用桂枝汤。此证之喘不是一般的喘，不宜与小青龙汤证、麻黄汤证等相提并论。答案就在此方的麻黄用量上。前面吴鞠通、张锡纯以及众多医家只凭个人的用药经验体会去谈论此方，远离仲景的原意。把仲景此方证“不可更行桂枝汤”“汗出”“无大热”这些关键词罔置不顾。我认为，仲景此方是所有麻黄剂用麻黄最重的唯一一方。一般认为用麻黄最重是大青龙汤。原方是六两，但是“温服一升”，实即每次二两。“一服汗者，停后服”，即剩下的四两，未必尽剂。而麻杏甘石汤用麻黄四两，“煮取二升”一次尽服。因为方后尚有“本云，黄耳杯”。黄耳杯是汉代的器皿，曾目测出土黄耳杯实物，约是二升。所以，原来版本是一次尽服二升的。即使是宋版“温服一升”也没有说停后服，极有可能把二升都要服完。为什么要用这么大剂量的麻黄？无他，麻黄此时不是用作发汗，也不是用于一般的喘。是当呼吸衰竭时用以兴奋呼吸中枢，救逆于垂危之际。“汗出而喘，无大热”正是重症肺炎、呼吸衰竭常见的症状。正值新冠肺炎肆虐之际，中医参与此病的治疗，特别是危重患者大有用此方的机会。上述我提出的问题请有机会参加防治的一线同仁参考。

3. 振阳救厥：有新冠肺炎的治疗方案提及多脏器衰竭时出现脱证可用附子剂，但少提及麻黄。本人认为，当厥证出现时，麻黄用之得当，其功可与附子等齐。值得注意的就是麻黄升麻汤。此方用药驳杂而多，药之量殊轻。唯独尊麻黄、升麻二物（麻黄为二两半，升麻为一两一分），颇具深意。

时当新冠肺炎流行，举国揪心，牵肠挂肚，黄煌教授提出建议我等献言献策。吾垂老矣，然志在千里。不揣一己之陋见。虽是纸上谈兵，若有助于一线同业者，则吾所愿矣。

原创　国际经方学院　南中医国际经方学院 2020-2-9

七、闲中吟——医话三则

（一）医话一则

秀才家里坐，真有点运筹帷幄之感。昨日一朋友清晨来电：昨晚起床小便，突感天旋地转，几乎跌倒，躺在床上不敢转侧，泛泛欲吐。现九点多了，还不敢起床。只能仰卧，不能侧身。我说颈椎之患也，快点叫夫人执药“心下有支饮，其人苦冒眩，泽泻汤主之”，泽泻汤只两味不好配，遂用五苓散去猪苓（太贵了）四味药：泽泻120克，白术30克，茯苓25克，桂枝30克，加生姜三片。真如仲景说“起则头眩，身为振振摇”“头眩晕心动悸，振振欲擗地”的感觉。服药后慢慢缓解，今天起立自如了，他是佛教信徒想去佛堂与老婆行“大拜礼”（五体投地那种）我说不能再做如此运作了。

（二）医话二则

宅在家里，闲得发慌。讲些中医案例吧，可以温故而知新。有一位学中医的朋友3月17日微信。她有亲戚昨日做了药物流产，但做得不完全，能否食中药？我说刮宫不更干脆干净。现在仍不断渗血，医生要她刮宫，她怕伤身，开了益母草膏，裸花紫珠胶囊。于是我勉为其难地开了个“下瘀血汤”加味：当归45克，川芎15克，赤芍25克，桃仁25克，土鳖15克，大黄25克（后下），枳实45克。三剂。服一次药后有些胃不舒服，腹泻。我那中医朋友嘱咐她一剂分四次服完，已无腹泻腹痛了。我说此方增强宫缩，没有腹痛怎能排出？此方是《金匮要略》下瘀血汤，不腹泻瘀血怎么下？《金匮要略》：“产妇腹痛，法当以枳实芍药散。假令不愈者，此为腹中有干血着脐下，宜下瘀血汤主之，亦主经水不利。”

25号彩超复查：宫腔内见一混合性回声区，之前是29mm×9mm，九天后，现在是18mm×3mm。目前血人绒毛膜促性腺激素有84.99mIU/mL，正常水平应该是在0～5mIU/mL。

我建议她刮宫还是不肯。于是再按原方加量：当归60克，川芎15克，赤芍25克，桃仁25克，土鳖虫15克，茺蔚子15克，大黄30克后下，枳实60克，三剂。谁知道此小姐娇宠惯了，又问大黄苦，能不能减少，我说大黄苦但清香，难闻的是土鳖。除非你不吃药啦。并教她如何煎大黄，大凡用大量大黄，30 克未必泻，5 克却能泻，是大黄片厚而大，后下，煎片刻，水都未渗透进去，何能生效，叫她把大黄捣碎，后下时间煎稍长一点。刚才来电，彩超等均已正常。求开补药调理，胶艾汤七剂便打发了她。

（三）医话三则

近年来阿胶价格飙升，一般市民有病要用阿胶谈何容易。仲景用阿胶不过视作止血药为主，其次可以滋养阴血、助眠。观仲景方用阿胶者十一首：胶艾汤、白头翁加阿胶汤、猪苓汤、黄土汤、温经汤、炙甘草汤、大黄甘遂汤、薯蓣丸、鳖甲煎丸、当归建中汤（加减法）。除薯蓣丸、炙甘草汤、黄连阿胶汤与出血无直接关系，其余各方都是与出血有关。

近日治紫癜性肾炎七八例，均收良好效果。尿红细胞定量，从 2000 多，予猪苓汤，降到正常值。要谨守方证。其中一小孩 7 岁，血尿半年，下肢紫癜已消退，血尿不止。初诊毕，其母补充一句，自得病以来，每夜辗转反侧，时发惊梦，呓语。不知可否加些药？我说此方正合也。《伤寒论》“渴欲饮水，小便不利，猪苓汤主之”，“少阴病，下利六七日，咳而呕渴，心烦不得眠者，猪苓汤主之”。三剂猪苓汤（五味），三天后复诊，大呼神奇，未用安眠药，竟能安睡，血尿亦减。我区卫校校长旅居澳洲，携夫人自墨尔本回，自诉失眠已久，口干口苦舌痛。每晚辗转反侧，不能入睡，不堪其苦。与黄连阿胶鸡子黄汤，三剂睡安。黄连阿胶汤后世称“泻南补北”，然什么情况下才要泻南补北？没能说清楚。什么舌红脉细都不是主要，但仲景已经说得清清楚楚了，“心中烦，不得卧”大多同业面对失眠每每酸枣仁、柏子仁，疗效无咎无誉。殊不知未细读仲景书，酸枣仁汤是“虚烦不得眠”而已，阿胶都不“虚”酸枣仁却“虚”，请细细品味“眠”与“卧”二字。阿胶是一味“助眠”药，用之得当，效如桴鼓。

又有一老人，双下肢密密麻麻大片紫癜，已经三年，当然服用中西药不少。3 月 17 日来诊（见图 1），用胶艾汤加水牛角 60 克。上周五（3 月 27 日）再诊（见图 2），判若两人。病人诲不早治。

总之，阿胶之用不是以补为主。目前阿胶被市场控制，可以用“黄明胶”（牛皮胶）代，可能用“猪皮胶”（不能用工业那种）。

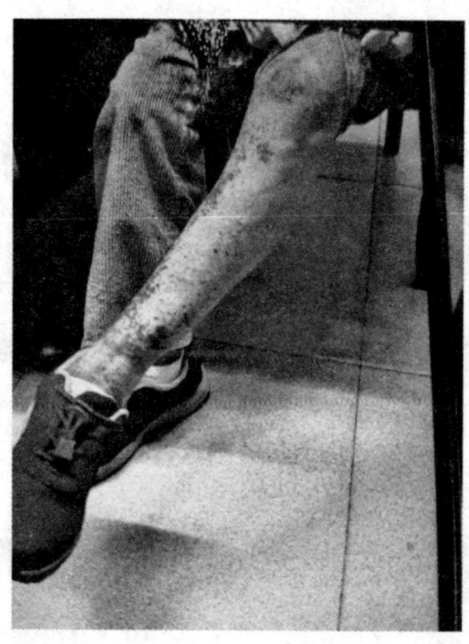

图 1　患者 3 月 17 日初诊时照片

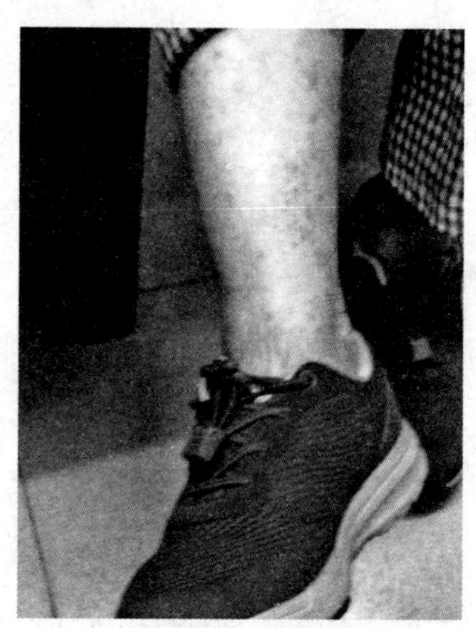

图 2　患者 3 月 27 日复诊时照片

第三章
黄仕沛经方示教解惑

一、桂枝的用法

读过《伤寒论》都知道桂枝是一味解表药。其实，很多人不明白桂枝其实是一味调整心率、心律的药。最原始的方是桂枝甘草汤。“发汗过多，其人叉手自冒心，心下悸，欲得按者”就用此方。临床表现描述得多么形象，仲景看到一个病者双手按着心前区进诊室，诉说曾经服用过发汗的药，现在心下悸，跳得厉害，按着心口才舒服。仲景两味药，其中桂枝是四两（桂枝汤才三两），说明是急、重的证。其实桂枝汤也是治这个:“其气上冲者，可与桂枝汤。”其气上冲其实是心悸的另一种表述。及至奔豚，欲作奔豚等都是伴心悸的，所以桂枝加桂（五两）、苓桂术甘汤等，及至炙甘草汤都是治“脉结代，心动悸”，很多人不明白桂枝的作用，认为麻仁无必要，应用枣仁代（柯琴），就是代表。用枣仁改变不了这类心悸，那枣仁就变成了一味多余的药了。

当然，心悸的性质有多种。甘草麻黄汤也是治心悸的，如心率慢的心悸，此时麻黄正适合。

这个问题，近年经方热之后，临床中医慢慢都理解了。至少跟我的学生心悸自然便用上桂枝或肉桂。不会用什么远志、枣仁、柏子仁所谓“宁心安神”的。

二、方证对应

仲景书的“证”的后面是什么，一定要从临床出发，尽量把它弄明白。不要含糊理解，如“其人喘满，心下痞坚，面色黧黑”其实是肺心病，肝郁血（心下痞坚），缺氧了（面色黧黑）。又如“胸满”后面是什么？仲景书其实包括心悸、胃肠功能紊乱、气喘等。所以有些用桂枝类方，有些用小柴胡类方，有些用麻黄类方（喘而胸满）。临床效果大不一样。如此次新冠肺炎，我的两个湖北学生开始都把注意力放在“发热”上，用柴胡类方，效果未如人意，后来意识到此胸满实是“喘”，即以麻黄剂，效果大不相同了。

要知道，《伤寒论》的“辨证”是直接落实到“方”上，甚至“药”上。而不是“法”上，当然也有人称仲景的方、证、药是“法”，所谓“三百九十八法”而不是“八法”，如上述麻黄、桂枝、柴胡都是“表”药。可以混淆互代吗？绝对不会，也不行。与后世的“都是解表，那也可以这也可以，香薷代麻黄、没有荆芥用薄荷”不同。《伤寒论》是否完全不讲“病机”？不是，也讲病机。但更重要的是“证”（方证），比如“瘀热在里”是病机了吧。如果离开了“证”将会不着边际，药不对证。瘀热在里的方就有：麻黄连轺赤小豆汤、茵陈蒿汤、抵当汤，三方相去甚远！

所以陈伯坛说得最好：“理中、吴萸、真武、四逆，不可同鼎而烹。”经方医与一些“文字医”不同，我有一个病人喘息不能卧，一位全国著名的“扶阳”派替他治疗，所处方药：麻黄、附子、桂枝、人参、细辛、干姜、吴茱萸……共计十七八味。一大堆“扶阳”的药，服了三个多月，病情加重。这是“方”吗？如果用徐灵胎话说是“有药无方”，只是一堆温药，对不上证。后来住院了，请我去看，是“木防己汤证”，即处此方。现在生龙活虎，如常上七楼家中不觉费力。木防己汤是什么？防已、桂枝、人参、石膏四味。此例我按仲景方法重用石膏120克。三剂症状大减，下床行走，十余天便出院（当然不能否定西药之功，但住院十余天，到用了此方才见转机）用什么理论解释都无用，因为“膈间支饮，其人喘满，心下痞坚，面色黧黑”所有“证”都齐，用此方必效，理论过分解读只归纳为阳虚，用一堆扶阳药有什么用？

刘渡舟先生是近代研究《伤寒论》的泰山北斗级人物，我们读的讲义大多是他编的，他是上面那篇文章提到的“理法辨证”派的。他在一次讲座中提到了痰饮病。你们都知道《金匮要略》“病痰饮者当以温药和之”这句话。但临床上痰饮病不是简单一句话能概括得了的，刘渡舟老先生说“痰饮篇”他已经倒背如流，很有心得，但读到“木防己汤”时，他就“卡壳了”，通不过去了，不能理解，这个条文的症状，为什么要用这些药。木防己汤就是我昨晚提过的（防己、桂枝、人参、石膏四味），原文是:“膈间支饮，其人喘满，心下痞坚，面色黧黑，其脉沉紧。”临床上碰到这些症状，如果用“脏腑辨证”去理解，我个人认为可以得出起码两个以上的结论！可选的方剂就更多了。病人喘气、面色黑、脉沉，最明显可以辨为肾虚不纳气，什么肺为水之上源，肾为水之下源，水道不调，湿聚而成痰饮，支饮是痰饮的一种，这个病还可能会肿，“其形如肿”谓之支饮，肺肾不调，必影响脾，脾气不运则“心下痞坚”。脾不运化出现“土不生金”或者“火不生土”。那么此病肺脾肾都涉及。治法温肾纳气，健脾宣肺。这样的辨证恐怕不会大错，能自圆其说。但又会有人认为面瘀黑，心下痞坚，属于有瘀，是瘀血所致，要活血化瘀为法。也未尝不可。因此，所谓“辨证”，得出结论是多个的。处方更是五花八门，哪个处方才有效？老百姓有“一个医生九本经”之说。这些辨证还原不出“木防己汤”来。

刘渡舟先生认为不可理解的是，《金匮要略》这个时候为什么要用“木防己汤”？什么机理？此方尤其是石膏，不可理喻，没有发热，也没有口渴，更没有说汗出，为什么要用石膏？特别是这首方的石膏是《伤寒论》《金匮要略》中用石膏最重的一首方！多少？原文是“鸡子大十二枚”，我测过一个鸡蛋大小的石膏就 50～60 克。小一些的都有 45 克。十二枚，即 600～700 克。白虎汤用石膏多少？一斤。折算起来不过是 250 克。所以我说这个方是仲景方用石膏最重的，比白虎汤重，比麻杏甘石汤重，为什么要这么重？就更不好理解了。话说刘渡舟接诊了一个 30 岁的患者，男，气喘促，痰多，阴囊水肿。多位中医研究院的名医都已经看过，再找刘老，刘老诊为痰饮，用苓桂术甘汤，病痰饮者当以温药和之！有错吗？不会错吧。病人服了几剂，再复诊还是不行，喘得更厉害，刘老说再用“宣肺化痰”，没有说方，大概是自拟方罢，作为一个名医，服后竟然无效，不免心中疑惑，患者再找到刘老，有些怨言（未有医闹），名医怎么多次治疗，一点效果都没有？刘老再看，此人面色发黑，忽然想起木防己汤。因为平时不理解这方，所以就从没有用过。条文与病人的表现一样，怎么不试试？于是，开了个木防己汤，再复诊，病人好了！刘老大为惊讶。因此，在 80 年代初他在广州第一届经方班上发表了一篇文章叫：“方证对应论。”恐怕这篇文章是他最后几篇文章之一。就是这个故事。一个理法辨证派大家，临终才悟出“方证对应”，所谓“方证对应”这个词，我也是从这篇文章知道的。他提出要入伤寒这门，必须从方证而入。这个故事说明什么问题？

方证对应其实是我们临床运用经方的一个思维方法。不包括大多数的后世方剂。因为，这决定于《伤寒论》这个体系。《伤寒论》是“以方名证”的。例如：桂枝证、柴胡证、阳旦证等。它的方证有较严谨的系列症状，甚至一些特异性（特征性）的症状。所以见到这些症状就可以直接使用相应的方剂。比如见到“往来寒热，胸胁苦闷，默默不欲饮食，心烦喜呕……”你就可以用小柴胡汤。所以仲景叫“主之”。甚至“但见一证便是，不必悉具”。这种临证思维省略了中间的“思辨”过程，减少了人为的主观臆断产生的误差。这个思维方法不是后人总结而来的，是仲景书中就有的。在《伤寒论》第 317 条通脉四逆汤方后曰：“病皆与方相应者，乃服之。”刘渡舟认为这个方法是经孙思邈认同的。历史上凡是经方家，都很自然地运用这个方法。不管他持何派理论，到临床时显露的都是方证对应。如宋代的许叔微，清代的徐灵胎、陈修园，近代岭南四大金刚。上海曹颖甫等都是典型的方证对应派。我今天讲一首方“甘麦大枣汤”方证对应的运用，以说明按证运用，便疗效显著。此方是《金匮要略·妇人杂病》原文：“妇人脏躁，喜悲伤欲哭，象如神灵所作，数欠伸，甘麦大枣汤主之。”这个方用药非常简单而且普通，普通到你不敢相信这几味药会有效。所以，但凡用此方的人，大多以“加减活用”为借口，按自己的思辨方法随意加入一些药，甚至“妹仔大过主人婆”加上去的药味比原来的要多几倍。即使有效，能说是这个方的效果吗？或者你可以说：“你不要管我用多少味，有效便是。”没错，但如果不加进那十几味药，只用这三味就能解决问题，那这十几味药是否是多余的？时方与经方的区别不就显得出来了吗。同时，随意加味，意识上就是不相信张仲景。当然，也是不相信自己的判断。

这个方证条文很突出的关键词是，“妇人”“喜悲伤欲哭”。可以说是特征性的方证。有人认为这个病是属于现代医学的“焦虑症”“抑郁症”一类。按中医焦虑症等，属肝气郁结，加上舒肝解郁类药。或有认为脾虚才肝盛，又加入人参、北芪等健脾益气。有认为“脏躁”是阴虚，又再加入养阴药，又加些重镇安神药，似乎面面俱到，其实是叠床架屋。甘草、大枣仲景方几乎比比皆是。桂枝汤、小柴胡汤都有甘草、大枣，难道在小柴胡汤加些小麦就有甘麦大枣汤的效果吗？我不敢相信。所以，许叔微在此方的医案后面说仲景方“种种妙绝如此，试而后知”。

我用此三味治“喜悲伤欲哭”的案例实在太多，无不见效的。最近的一例，给大家分享：

一位 39 岁的经产妇。3 个月前产下第二胎（与第一胎相隔 18 年）。产后至今自汗不已，2018 年 11 月 18 日来诊。背上垫一厚厚的毛巾，其夫说在路上已换了一次。现又湿透了，汗后畏寒。两个多月来，服了浮小麦、枣仁、远志、茯苓、北芪等多方，未效。经友人介绍前来。自诉常口稍干，便溏。欲处以二加龙骨汤。已书龙骨、牡蛎两味。后听她补充说常不自禁悲伤流泪。遂改处甘麦大枣汤加百合龙骨牡蛎：浮小麦60克，小麦60克，大枣20克，甘草20克，百合60克，鲜百合3枚，龙骨30克，牡蛎30克。

24日来电，服了第五剂，自汗明显减少，五天来只哭过一次，心情好多了。要求复诊。

25日复诊：一周来只哭过一次，垫背的毛巾不用了，自汗只偶尔一次了。问为什么处方中都是食物，能治好这病？我只好出示《金匮要略》条文给她看。她恍然大悟，说难怪以往的中医治不好，是方不对症吗？

百合病与脏躁相类，如寒无寒，如热无热，常默默……所以金寿山说二病是"合而一，一而二"。百合病更是"诸药不能治"只有百合能治，是以药名证。

三、谈越婢汤证

越婢汤证是否有口渴，我认为，风水本条是不渴的。越婢汤的原文："风水恶风，一身悉肿，脉浮不渴，续自汗出，无大热，越婢汤主之。"因水邪泛滥，口会不渴。另一条是里水："里水者，一身面目黄肿，其脉沉，小便不利，故令病水。假如小便自利，此亡津液，故令渴也。越婢加术汤主之。"此条则是口渴的。其实，但凡津液伤耗，如大汗，小便自利，必会口渴的。所以，渴与不渴，不是主证。

另一个条文在《金匮要略·中风历节病脉证并治五》，附方"治肉极，热则身体津脱，腠理开，汗大泄，厉风气，下焦脚弱"。此方证是热，腠理开，汗大泄。所以，条文虽没述及，口渴却是意料中事。我近日治一个小孩，6岁，脊髓炎（丘脑、脑干、颈段），神不清，四肢软瘫，二便不畅。但头汗出，颈以下无汗，口渴唇干。我便是仿麻杏甘石汤、越婢汤意，重用麻黄，现已初见成效，汗出周身已畅，二便通，上肢已能活动。所以，口渴是不奇怪的。

四、谈柴胡桂枝干姜汤

此方见于147条："伤寒五六日，已发汗而复下之，胸胁满微结。小便不利，渴而不呕，但头汗出，往来寒热。心烦者，此为未解也，柴胡桂枝干姜汤主之。"

此方组成：柴胡半斤，桂枝三两，干姜二两，栝楼根四两，黄芩三两，牡蛎二两，甘草二两。

再看小柴胡汤。此方有七个或然证：

①若胸中烦而不呕；②若渴；③若腹中痛者；④若胁下痞硬；⑤若心下悸，小便不利者；⑥若不渴外有微热者；⑦若咳者。

柴胡半斤，黄芩、人参、甘草（炙）、生姜（切）各三两，大枣十二枚（擘），半夏半升（洗）。上七味，以水一斗二升，煮取六升，去滓，再煎取三升，温服一升，日三服。

若胸中烦而不呕者，去半夏、人参，加栝楼实一枚；若渴，去半夏，加人参合前成四两半，栝楼根四两；若腹中痛者，去黄芩，加芍药三两；若胁下痞硬，去大枣，加牡蛎四两；若心下悸、小便不利者，去黄芩，加茯苓四两；若不渴，外有微热者，去人参，加桂枝三两，温覆微汗愈；若咳者，去人参、大枣、生姜，加五味子半升，干姜二两。

看来，柴胡桂枝干姜汤其实就是小柴胡汤症因出现"变异"而随证加减：

①因为"胸中烦而不呕"便去半夏、人参。"渴"因此半夏仍不用，并且保留人参，加花粉四两；②因为"胁下痞硬"便去大枣，加牡蛎四两；③因为"外有微热"加桂枝三两；④因为"咳"，去了人参、大枣、生姜，加五味子半升、干姜二两。

大家看看，这不就是柴胡桂枝干姜汤了吗？七或然症中只有“腹中痛”“心下悸，小便不利”没有。因此没有用芍药、茯苓。正如柯琴说的：“此方全从柴胡加减……小柴胡加减之妙，若无定法，而实有定局矣。”

五、谈经方中的“渴”

仲景提到的“渴”（渴欲饮水数升、消渴等），《金匮要略》就专门有一篇讨论渴的，“消渴小便不利淋病”。临床上渴可以包括以下各种：

1. 热较盛，但仍不至阴津大损。如第 6 条：“太阳病，发热而渴，不恶寒者，为温病。”当然，在温病发病过程中，由于热势的关系会出现不同程度的渴。如第 373 条：“下利欲饮水者，以有热也，白头翁汤主之。”根据不同的情况，针对不同的病因处理。

2. 热邪已有伤津之势。如小柴胡汤症“或渴者”，柴胡桂枝干姜汤的“渴而不呕”，“服柴胡汤已，渴者，属阳明，以法治之”。

3. 阴虚内热，阴津亏竭。如白虎汤、白虎加人参汤“大渴，舌上干燥而烦，欲饮水数升”“口燥渴”。

4. 水饮内停，气不化津。如五苓散症：“渴欲饮水，少少与之。但以法救之。渴者，宜五苓散。”

5. 水热互结，阴有所伤。如猪苓汤症 319 条：“少阴病，下利六七日，咳而呕渴，心烦不得眠者，猪苓汤主之。”

6. 阳虚不能蒸化津液。本来阳虚一般不渴，“自利不渴者，属太阴，以其藏有寒故也。当温之”，但是阳气虚不能蒸化津液也会渴，如肾气丸：“男子消渴，小便反多，以饮一斗，小便一斗。”

仲景处理渴，除针对病因病机，或清热或温阳外，还根据不同程度而选用花粉、人参、文蛤、猪苓、阿胶、黄芩、黄连、桂枝、附子等。

六、谈柴胡、麻黄的用量

柴胡是一味非常平和的药，短期服用没有任何毒副作用。我们看《伤寒论》的几种解表药的使用就知道了，仲景用柴胡相对其他解表药，用量最重。桂枝汤的桂枝，麻黄汤的麻黄，都只是三两。葛根汤的葛根也只是四两。发汗最猛烈的大青龙汤的麻黄也只是六两。而小柴胡汤的柴胡却要用半斤即八两，但它却被称为“和剂”。可见，柴胡重用是安全的，并且重用才有效。要达到预期效果，退热用我一般开到 45 ~ 50 克，并且要温覆啜热粥才能出汗。如果怕一些不了解柴胡性能的人非议，那就用 25 克。八两柴胡，一两折算是 15.6 克，八两就约为 120 克，分三服，即每服 40 克。没有考古实证，凭自己臆测的“古之一两，今之三钱”折算也有 25 克。所以柴胡的应用，不要受某些医家主观臆断说的“柴胡劫肝阴”的影响。退热药用一、二服，肝阴可受劫到哪里？病情迁延，热势蔓延，阴液受劫的后果不是更严重吗？

麻黄，是一种反应较强的药，但也不是那么可怕，按仲景的用法，是安全的。麻黄汤用三两，分三服，每服不过是 15.6 克，稳一点，慢性病，我是用 12 克作为起步，每天增加 3 克，到有反应时，再减少 3 克。这就可保无虞了。

七、谈舌、脉、症的取舍

首先从来没有说伤寒论不讲舌诊、脉象。而且是非常重视，例如涉及舌诊的条文，就有 7 条，并且是在关键的时候提出来的，《金匮要略》就更多。例如：129 条：“何谓藏结？答曰：如结胸状，饮食如故，时时下利，寸脉浮，关脉小细沉紧，名曰藏结。舌上白胎滑者，难治。”230 条：“阳明病，胁下硬满，不大便而呕，舌上白胎者，可与小柴胡汤。上焦得通，津液得下，胃气因和，身濈然汗出而解。”129条是通过舌诊判断此证难治与否。230条是通过舌苔判断是否用小柴胡汤。

《伤寒论》冠名“辨××病脉证并治”对脉象就更讲究。

但舌、脉与症状之间如何取舍，就真一言难尽了。大率要判断舌、脉与现症的关系。如果舌的寒热明显的，从舌。有些人平素烟酒茶、膏粱味厚，舌已是厚腻，可以现症为主，从症。影响脉象的因素就更多了，舍的更多。我看医案书，常不关注其脉象的描述。要排除作者的主观因素。

一学生介绍他近日的案例：

无独有偶，我在澳洲也诊治一位女患者，同仁堂的药剂师也是靠网上问诊，并看舌象。她上月26日周四下班回到家中觉头重，疲倦乏力，傍晚后开始觉得怕冷怕冻，广州话“沾寒沾冻”，但发热不明显，周五开始头痛、发热、咽痛，去家庭医生处诊病发热仅37.5℃，周六高热近39℃，发热、口干、咽痛、疲倦。我开了3剂小柴胡加石膏汤。服药后热减退咽痛减轻。周日已无发热，但咳嗽、咽痛，我用了麻杏甘石汤合甘桔汤加了芦根，2剂。服后人觉轻松了许多。咳嗽、咽痛已基本愈。但仍有口干，有时气不顺。开了2剂麦门冬汤，31日已上班。黄师：我想发个病例给您看看，我想通过这病例和蔡理平的病例说明无论西医冠上什么病名，是流感还是新冠，只要针对症状，有是证用是药，有是证用是方，就会显效。

1. 为什么小柴胡汤加石膏？

97条：“服柴胡汤已，渴者，属阳明。以法治之。”以法治之，就是加石膏，因为口渴是入阳明了。仲景说得多么清楚！

2. 退热后，药随证转，有是证用是药，转为麻杏甘石汤，咽痛加甘桔汤（其实就是加桔梗，《伤寒论》311条：“少阴病二三日，咽痛者，可与甘草汤。不差者，与桔梗汤。”

3. 麦门冬汤善其后，可能用竹叶石膏汤更贴切。也可能不必行此一步。

4. 还有就是不论经方或时方，用药要到位，但不宜叠床架屋，这叫“精专”。

这个案例，层次分明，法度彰显。

八、谈六经辨证的作用

六经辨证是辨外感病的纲，里面有八纲。六经辨证是针对外感病来说的，但经方不光是治外感病，杂病不应该用六经来归纳，杂病还是讲辨病、辨方证。外感病有传变，杂病就没有。但《伤寒论》是借外感病来讲杂病，有一半以上的方是讲杂病。比如，泻心汤、炙甘草汤，是杂病，难道把它归去太阳病？这个问题徐灵胎早已说过：“不知此书非仲景依经立方之书，乃救误之书。”刚刚说的炙甘草汤就是伤寒误治之后出现的，不是外感，已经离开了六经了。所以徐灵胎说“盖因误治之后，变症错杂，必无循经现症之理”，他认为张仲景当时写书“不过随证立方，本无一定之次序”。所以除了麻黄汤、桂枝汤、小柴胡汤、大青龙汤等这些是六经的方，其他都不是了，都是变症了。所以方证是关键，六经只是说理的方法，张仲景借六经来说杂病。《伤寒论》不光是伤于寒，所以陈伯坛有句话说“不要把伤寒论读作寒伤论”。

九、芍药的用途

跟师学生问：想请教黄师和其他老师一个问题：

少阴病篇中的附子汤、真武汤方证中，都有疼痛的表现，如“身体痛、骨节痛”“四肢沉重疼痛”，且适应证都是阴寒属性，但两方都用了芍药。太阳篇中的桂枝附子汤、白术附子汤、甘草附子汤三方之证同样痛得厉害，三方却都不用芍药，我最近总想不明白，不知道黄师和各位老师有没有什么指教？谢谢！

黄师答：我是这么看的，芍药能治身疼，也不必每方都用。治身疼的药多了。真武汤之所以有芍药，不是针对身疼，而是针对“身瞤动”。我治一例重症心肌炎，脉结代，心动悸，气短，下肢瞤动不安。真武汤加桂枝取效，现已日渐好转。陈伯坛治唐绍仪内侄案，两足强直，能伸不能屈。陈伯坛三诊治愈，所用三方四逆散、瓜蒌桂枝汤、新加汤。始终贯穿着芍药甘草汤。真武汤亦然也！

十、二加龙骨汤治疗汗证

中医门诊，每遇顽证，迁延时间长，虽非致命之疾，但病人不堪其苦，辗转数医不愈，经方如果对证的确效如桴鼓。“汗证”是其中之一种。有一个复诊病人，上周五初诊。自汗出五年，淋漓大汗，汗出后恶寒，伴心悸心慌，夜睡眠不好，口干，一天要换七次衣服。不堪其苦，中药补气固表、敛汗等方用之不少。上周五用了四剂二加龙骨汤。今天复诊，自汗已减大半，每天只换两次衣服。处方：龙骨、牡蛎各 30 克，桂枝 45 克，白芍 30 克，大枣 15 克，甘草 20 克，生姜 3 片，附子 25 克，白薇 30 克。

二加龙骨汤是《小品方》中所记，附于《金匮要略》桂枝加龙牡汤。治“虚弱浮热汗出”是桂枝加龙骨牡蛎汤去桂加附子、白薇。《伤寒论》有桂枝加附子汤治“太阳病，发汗，遂漏不止”，所以二加龙骨汤内应该有桂枝，余用此方治汗症每每收效。

下篇

诸弟子经方学用

第四章
经方学用跟师

一、青龙布雨疗顽疾，峻剂重投不怯用——成人 still 病高热案

患者甘某，女性，57 岁，反复关节疼痛 10 余年，间伴发热，2006 年于外院诊断为成人 Still 病，给予激素治疗，并间断给予中药治疗，效果欠佳，停用激素 1 年。2019 年 9 月患者反复出现发热，伴关节疼痛，无皮疹，曾住院内分泌科治疗，疗效欠佳，出院仍有反复发热，高热无汗，夜间为甚，体温最高 39℃，口干，口苦，舌红，苔薄白，脉弦。

处方以大青龙汤去杏仁加白芍：

麻黄 20 克（先煎），桂枝 20 克，生石膏 60 克，大枣 15 克，生姜 3 片，甘草 20 克，白芍 30 克。

复诊：当日服药后体温可降至 37.7℃，服药 3 剂后复诊仍诉夜间发热，体温 38℃左右，麻黄增至 23 克（先煎），再服 4 剂后复诊发热全退。

按语：成人 Still 病是一种病因未明的以长期间歇性发热、一过性多形性皮疹、关节炎或关节痛、咽痛为主要临床表现，并伴有周围血白细胞总数及粒细胞增高和肝功能受损等系统受累的临床综合征，西医治疗多予以激素、非甾体类抗炎药、免疫抑制剂。该患者病史 10 余年，已停用激素 1 年，病情相对稳定，1 月前症状再次加重，反复发热、关节疼痛，曾于外院内分泌科住院治疗，效果欠佳，出院后仍反复发热，体温最高 39℃，黄师拟大青龙汤，去杏仁，加白芍，服药 7 剂后，无发热，关节疼痛较前减轻，疗效显著。

大青龙汤见于《伤寒论》第38条："太阳中风，脉浮紧，发热恶寒，身疼痛，不汗出而烦躁者，大青龙汤主之。若脉微弱，汗出恶风者，不可服之，服之则厥逆，筋惕肉瞤，此为逆也。"第39条："伤寒脉浮缓，身不疼，但重，乍有轻时，无少阴证者，大青龙汤发之。"《金匮要略》第十二篇第23条："病溢饮者，当发其汗，大青龙汤主之，小青龙汤亦主之。"大青龙汤证由伤寒表实证兼有阳热内郁症状组成，辨证要点是恶寒发热，身疼或重，不汗出而烦躁。经方中用麻黄有13首，其中大青龙汤麻黄用量最大，为六两。对于此病人，麻黄用处有二，一为发汗退热，二为止痛。对于一般腰腿、关节疼痛的患者，黄师用麻黄多从12克开始止痛，视患者反应逐渐加量，而本患者一开始就用麻黄20克，体现了大青龙汤的峻汗之法。《伤寒辨证》中提到："凡表邪不得汗出而烦躁者，须汗之，凡热盛脉浮数，不得汗出而烦躁者，宜速汗之。"大青龙汤解表实以疏散阳气的怫郁，取峻汗非大量麻黄不足为功。青龙者，取义于行云布雨，一雨则燠热立清。大青龙汤之证，与麻黄汤证相似，但病尤重，而又加烦躁。孙思邈《千金翼方》曾谓"伤寒全论不过三方，桂枝、麻黄、大青龙汤是也，其余均为救逆之方"，即太阳病三纲鼎立之说。此后不少医家认为大青龙汤为风寒两伤营卫，对风中兼寒、寒中兼风等作牵强解释。幸有柯韵伯精辟指出："既云麻黄汤治寒，桂枝汤治风，而中风见寒、伤寒见风者，曷不用桂枝麻黄各半汤，而更用大青龙汤主治耶？"使用此方者高热、无汗、身疼痛、脉浮紧，体质多较壮实，断非太阳中风之桂枝汤证，韵伯谓大青龙汤为麻黄汤加味，不愧名言。

烦躁是大青龙汤重要辨证要点之一，对于烦躁的鉴别，《伤寒明理论》中有一段精辟论述："烦躁之由，又为不同。有邪气在表而烦躁者，有邪气在里而烦躁者，有因火劫而烦躁者，有阳虚而烦躁者，有阴盛而烦躁者，皆不同也。经曰：当汗不汗，其人烦躁。太阳中风，脉浮而紧，不汗出而烦躁，大青龙汤主之者，是邪气在表而烦躁者也。病人不大便五六日，绕脐痛，烦躁，发作有时，此有燥屎也，是邪气在里而烦躁者也。太阳病，以火熏之，不得汗，其人必躁。太阳病二日，反燥火熨其背，令人大汗出，大热入胃，躁烦者，火劫令烦躁者也。阳微发汗，躁不得眠；与之下后复发汗，昼日烦躁不得眠，夜而安静，不呕不渴，无表证，脉沉微，身无大热者，干姜附子汤主之者；及发汗若下之，病仍不去，烦躁者，茯苓四逆汤主之者，阳虚烦躁者也。少阴病，吐利，手足冷，烦躁欲死者，吴茱萸汤主之者，阴盛而烦躁者也。”此方之烦躁，为阳气郁不得发，郁热于内所致，且本证虽烦躁，并无烦渴，更不兼阳明里热诸证。故以解表散邪为主，清宣里热为辅，汗出则烦躁自解，主次轻重之机，不可不察。

本案患者反复关节疼痛，故加用大剂量白芍，寓意芍药甘草汤，缓急止痛。

（黄世祺 潘林平）

二、治水非独真武汤，另辟蹊径法仲景——膜性肾病水肿案

患者陈某，男，43岁，5月前开始出现颜面、双下肢浮肿，曾于当地医院就诊，具体欠详，曾完善肾脏穿刺，病理结果提示：结合临床，符合II期膜性肾病，伴局灶节段性肾小球硬化改变，未予特殊治疗，具体不详。现仍有颜面、双下肢中度浮肿，间有头晕，口干不欲饮，二便尚可。舌淡，苔白，脉弦。

7月28日初诊，处方：

猪苓15克，茯苓30克，泽泻30克，滑石30克，黄明胶15克（烊化），麻黄12克，生石膏30克，大枣15克（3剂）。

7月31日二诊，浮肿无改善。当天在我院行肾功能检查示：尿酸469μmol/L，肌酐、尿素正常。予真武汤加防己、车前子、麻黄，处方：

茯苓25克，白术30克，白芍15克，黑顺片25克，防己25克，车

前子30克（包煎），麻黄18克（先煎），4剂。

8月4日三诊，患者下肢浮肿较前稍减轻，有汗出，无心悸，予麻黄加量，处方：

茯苓25克，白术30克，白芍15克，黑顺片25克，防己25克，车前子30克（包煎），麻黄25克（先煎），3剂代煎。

8月7日四诊，患者浮肿基本同前，有汗出，无心悸，改予越婢加术汤，去甘草（建议患者自煎加生姜），加五加皮以利水肿，处方：

麻黄30克（先煎），生石膏90克，大枣15克，白术45克，红毛五加皮30克，4剂代煎。

8月11日五诊，患者8月7日在我院查尿沉渣分析示：潜血++，蛋白质+++，颜面、双下肢浮肿减轻，有汗出，间有心悸，大便不畅，处方：

麻黄30克（先煎），生石膏120克，大枣15克，白术60克，桂枝20克，红毛五加皮30克，决明子30克，3剂。

8月14日六诊，患者颜面、双下肢浮肿减轻，有汗出，心悸好转，大便4~5天1次，处方：

麻黄30克（先煎），生石膏120克，大枣15克，白术60克，桂枝20克，红毛五加皮30克，大黄10克，4剂。

8月18日七诊，患者颜面、双下肢浮肿基本消退，大便可，8月17日我院尿沉渣分析：潜血++，蛋白质+++，肾功正常，血常规无明显异常，处方：

麻黄33克（先煎），生石膏120克，大枣15克，白术60克，桂枝20克，红毛五加皮30克，大黄10克，败酱草30克，7剂。

按语：本案例为黄师用越婢加术汤治疗一位膜性肾病的水肿患者。膜性肾病是一个缓慢发展，相对良性的疾病，儿童自然缓解率可达50%，成人为15%～20%，西医治疗多为免疫治疗及一般治疗，对于免疫治疗方案及其疗效评价，也存在很大的争议，总体认为单独应用糖皮质激素无效，激素加环磷酰胺或环孢素A治疗，能使部分患者达到临床缓解。该患者西医诊断明确，未予西医治疗，具体原因不详。

黄师一开始先予猪苓汤、真武汤试之，未见效，改予越婢加术汤后逐渐见效。第316条真武汤“腹痛，小便不利，四肢沉重疼痛，自下利者，此为有水气”，初看之，该病案患者确实为“有水气”，但真武汤用于阳虚水泛，而本患者阳虚症状不明显。越婢加术汤，这里可以看作是越婢汤加白术，《金匮要略·水气病篇》曰：“风水恶风，一身悉肿，脉浮不渴，续自汗出，无大热，越婢汤主之。”随后接着说，“恶风者，加附子一枚，炮，风水加术四两。”如果看作是越婢加术汤，《金匮要略·水气篇》原文则是：“里水者，一身面目黄肿，其脉沉，小便不利，故令病水。假如小便自利，此亡津液，故令渴也，越婢加术汤主之。”而《金匮要略·中风历节病篇》附方有《千金方》越婢加术汤：“治肉极，热则身体津脱，腠理开，汗大泄，历风气，下焦脚弱。”

该患者最主要的症状是面目、下肢浮肿，从条文上看，就是越婢加术汤的症状，患者亦有汗出，口干但不欲饮，说明津液未伤，用了越婢加术汤后，患者面目、下肢浮肿明显减轻。针对本患者的症状，黄师用麻黄也是逐渐加量的，麻黄有六大功用：解表发汗、止痛、平喘、利尿消肿、振奋沉阳、破癥瘕积聚，对于本患者，麻黄起到了发汗、利尿消肿的作用，而发汗、利尿皆是治疗水气病的方法，《金匮要略》云：“诸有水者，腰以下肿，当利小便；腰以上肿，当发汗乃愈。”后患者曾出现心悸，加桂枝后，心悸亦可缓解。

（黄世祺）

三、蚀于黏膜症多样，异病同治方证藏——皮肤瘙痒案三则

【案一】张某，女，8岁6月，患儿5年前出现头面、手足、全身散

在皮疹，瘙痒，抓破后糜烂渗出，曾用激素药膏外涂，症状缓解，但反复发作。目前周身散在皮疹，色红，有分泌物。舌淡红，苔薄黄，脉弦。

处方予以甘草泻心汤加麻黄、生石膏：

甘草30克，大枣15克，党参30克，姜半夏25克，黄连5克，黄芩15克，干姜5克，麻黄6克，生石膏90克。

7剂，水煎服，翻煎，日2次。

【案二】刁某，男，22岁，口唇反复起疹、渗液1年余。口唇以及唇周反复出现湿疹样丘疹，破溃、渗液、结痂反复发作。目前见口唇及唇周广泛破溃、渗液，大便黏腻，口干口苦明显，舌红，苔薄黄，脉弦。处方予甘草泻心汤加苦参：

大枣5克，甘草30克，党参30克，姜半夏25克，黄芩15克，干姜5克，黄连10克，苦参10克。

7剂，水煎服，翻煎，日2次。

复诊：口唇及唇周破溃、渗液好转，续服7剂而愈。

【案三】赵某，男，46岁，全身多处水泡1年余。1年前，发现全身多处皮疹、水泡，水泡破溃后渗液、疼痛，破溃结痂后瘙痒。外院完善病理检查提示大泡性天疱疮，当时予激素治疗，具体剂量不详，服用激素减量控制病情，其后出现全身多处骨折，头晕，无汗，口干，大便正常。目前全身散在水泡，局部渗液，疼痛，局部结痂，色暗红，瘙痒难忍，舌暗红，苔白，脉沉细。

处方予甘草泻心汤加生地黄、麻黄：

黄芩15克，干姜5克，党参30克，甘草30克，大枣5克，黄连5克，半夏25克，生地120克，麻黄12克。

7剂，水煎服，翻煎，日2次。

按语：甘草泻心汤是黄师的临床常用方，黄师常用此方治疗慢性胃炎、皮肤病、黏膜病，效果明显。

《金匮要略》中云："狐惑之为病，状如伤寒，默默欲眠，目不得闭，卧起不安，蚀于喉为惑，蚀于阴为狐，不欲饮食，恶闻食臭，其面目乍赤、乍黑、乍白。蚀于上部则声喝，甘草泻心汤主之。"《金匮要略》原文提示甘草泻心汤证以"蚀"为中心，"蚀于喉为惑，蚀于阴为狐"，以口腔、外阴部皮肤溃烂及球结膜红肿为症状核心，类似于现代医学的白塞综合征。黄师认为，甘草泻心汤方证，以"蚀"为根本，即是皮肤、全身多处黏膜溃烂，以及消化系黏膜溃烂导致痞、痔、腹中痛等疾病，皆可选用。故甘草泻心汤的方证核心在于"蚀"导致溃烂、渗液。条文中之"蚀"字，以方测证，笔者认为是"湿热"之蚀，如湿热导致的湿疹、溃疡，湿热中阻导致胃黏膜损伤之腹痛，湿热下注导致痔疮等相关疾病。因此虽然甘草泻心汤被誉为治疗白塞病的专方及黏膜修复剂，但不是所有的皮肤黏膜病都可应用甘草泻心汤，一般皮疹潮红，有渗液的皮肤疾病才有效。

本方的组成是半夏泻心汤加重了甘草，变成甘草四两。黄师曾多番教导，临床上各种皮肤病表现多有变化，要随症加减。

案一加用生石膏，清阳明胃热；加麻黄，透邪达表。若患者皮肤病迁延多时，则常需加用麻黄发郁治之。

案二患者舌苔红，疱疹疮破溃后见有黄黏水渗出，大便又见黏腻，不宜重用干姜，又黄连已用10克，适当加苦参。何故用苦参？祛湿分为苦寒燥湿及苦温燥湿，加用苦参意在加强苦寒燥湿。同时需要注意，苦参有毒，切勿用量过大，量大即呕，若渗液明显，必要时予苦参30克煎水外洗亦可。

案三是天疱疮患者，天疱疮是免疫系统疾病，西医治疗多使用免疫抑制剂，首选激素治疗，患者使用大剂量激素，已经导致骨质疏松，全身多处骨折，苦无良策。患者全身皮肤反复起泡、破溃、渗液，用方扣紧其为"蚀"，故用甘草泻心汤。其中，生甘草必须重用30克，以生甘草含有甘草酸苷物质类激素作用，对黏膜溃疡有保护性作用，《千金要方》中曾有记载以甘草治阴头生疮。同时，对比糖皮质激素，甘草无导致胃黏膜损伤、上消化道出血的副作用。此患者加减法较为特殊，黄师在此患者的甘草泻心汤中，加入麻黄、并且重用生地。患者反复诉溃疡处疼痛，疱疮愈合后留下暗红疱印瘙痒难耐，故黄师于本方中加入麻黄。《伤寒论》中云：面色反有热色者，未欲解也，以其不能得小汗出，身必痒，宜桂枝麻黄各半汤。患者无汗、疱印暗红，疱印处瘙痒难耐，出疱处疼痛，故予麻黄宣表郁热，同时，麻黄有止痛之功效，身疼痛者，如带状疱疹疼痛，教授亦多予麻黄止痛。除外，教授予患者大剂量生地，匠心独具。本来，甘草泻心汤中甘草与干姜相合，正是甘草干姜汤，用于治疗咳嗽，痰液清稀。理中汤中，甘草、干姜亦用于温中止泻，可见干姜之作用，是用于分泌物较多的情况，不只是痰液，也用于腹泻清稀，小便频多等情况，更可以用于减少本患者疱疮破溃后出现的渗液。但是，此患者患病多年，不只是疱疮，破溃，渗液，更有疱疮结痂干结后出现的皮肤干燥，瘙痒，色暗红等症，《伤寒论》云“阳明病，法多汗，反无汗，其身如虫行皮中状者，此以久虚故也”。仲景以皮肤中如有虫行生动描述阳明病患者，因汗多，阴液衰少，肌肤失养导致瘙痒的痛苦之状。患者求诊时，已经服用激素 1 年余，从中医角度出发，糖皮质激素为纯阳之物，虽然是救逆之药，久服伤阴，导致阴液耗竭，故出现无汗、身痒、疱印暗红等阴虚之状，教授认为，养阴当首选生地，尤其以新鲜生地为佳，炙甘草汤、大黄䗪虫丸等需要强力滋阴的方剂，均用大剂量，故予患者生地滋阴。仲景时代，所谓生地即新鲜地黄，用榨汁服用。《神农本草经》谓干地黄“除寒热、积聚，除痹”。故本案予麻黄治标，止痒去痛；生地治本，滋阴润燥。

仲景的三泻心汤——半夏泻心汤、生姜泻心汤、甘草泻心汤的组成大同小异，但剂量不同，它们所对应之证，应当一一区分。引刘渡舟先生总结：半夏泻心汤证以心下痞兼呕为主，重点在于痞以及呕；生姜泻心汤即半夏泻心汤减干姜二两、加生姜四两而成，以心下痞硬，干噫食臭，胁下有水气，腹中雷鸣与下利为主，重点在于腹中肠鸣；甘草泻心汤即半夏泻心汤加重炙甘草用量而成，以痞利俱甚，谷气不化，客气上逆，干呕心烦不得安为主，与其他泻心汤相比痞更甚，甚至出现下利，干呕等一系列消化系统症状，结合《金匮要略》原文，乃是蚀于胃肠，出现消化道糜烂，甚至溃疡。

（王媛媛　钟颖然）

四、鼻渊非独一方治，循症方悉仲景意——变异性鼻炎案

12岁男童，2年前开始反复出现鼻塞、流涕不适，外院诊断为变异性鼻炎。近3天受凉后鼻塞、流涕加重，鼻不闻及香臭，流涕黄白，味臭，白天精神昏沉，畏寒，无头痛、耳鸣等。舌淡，苔白，脉浮。

处方：薏苡附子败酱散合葛根汤加石膏、桔梗、皂角刺：

薏苡仁20克、黑顺片25克（先煎）、败酱草30克、葛根20克、桂枝15克、大枣15克、白芍15克、甘草20克、麻黄12克、生石膏50克、桔梗20克、皂角刺20克。

共7剂，日1剂，分两次温服。

复诊，鼻塞、流涕明显改善。

按语：薏苡附子败酱散，来源于《金匮要略·疮痈肠痈浸淫病脉证并治第十八篇》："肠痈之为病，其身甲错，腹皮急，按之濡，如肿状，腹无积聚，身无热，脉数，此为肠内有痈脓，薏苡附子败酱散主之。"薏苡附子败酱散方：薏苡仁十分、附子二分、败酱五分。上三味，杵为末，取方寸匕，以水二升，煎减半，顿服。薏苡附子败酱散原为治疗肠痈所设，即现代阑尾炎、阑尾脓肿等疾病。方中薏苡仁泄湿而开水窍，附子破其寒郁，败酱行其脓血。因本方可扶正排脓，黄师还常用于慢性前列腺炎、慢性附睾炎、慢性盆腔炎、溃疡性结肠炎等疾病的治疗。

笔者平素见鼻渊之病，反复鼻塞、流涕者，黄师多以小青龙加石膏

汤治之，正欲遣方为黄师所制止，改予薏苡附子败酱散合葛根汤加味，遂不解，请教之。黄师云，平素所见之鼻炎，多是卡他性鼻炎，以晨起喷嚏不止、流清涕为主要症状，故平素多用小青龙汤加石膏。本案患儿，虽外院诊断为过敏性鼻炎，但流涕味腥臭，乃是合并有鼻窦炎，鼻窦感染有脓之故，患儿同时见有日渐精神疲倦、畏寒等不适，是实中夹虚。体内有脓，按照常理，"红、肿、热、痛"四字朗朗上口，原文却见有"按之濡""身无热"等描述，是合并虚证之缘故。若为实证，则是大黄牡丹汤，原文可见"发热""恶寒""自汗出"等急性感染性疾病的表现。本患儿鼻窦中有脓，已成为慢性炎症，反复刺激机体免疫系统，故见有怕冷、日间精神昏沉等表现，故用薏苡附子败酱散，扶正排脓。同时对症治疗，加入皂角、桔梗等加强排脓之效果，寓排脓汤之意。

葛根汤治疗鼻炎是日本汉方派的经验，日本有治疗鼻炎的方剂就是由葛根汤加川芎、辛夷而成，效果不错。葛根汤用于治疗寒邪在经，太阳经气不利的"项背强几几"为人熟知，殊不知本方尚有"升"的趋势，头面五官症状可以看作是项背强痛的延伸。因此，黄师常用此方治疗过敏性鼻炎。本患儿受凉后鼻塞流涕加重，脉浮，有寒邪束表之象，故以薏苡附子败酱散与葛根汤相合，外散寒邪，内排痰脓，兼以扶正。黄师匠心独运，我辈叹服！

（钟颖然　潘林平）

五、条文含义细思辨，相似方证莫混淆——泌尿系感染案

患者林某，女，57 岁，2019 年 08 月 13 日就诊。患者 3 天前无明显诱因出现尿痛不适，伴尿频、尿急，赤热感，无发热，无腹痛不适，口干，胃纳尚可，眠差，易醒，大便可。舌红，少苔，脉滑。外院小便常规提示潜血 ++。黄师处方予以猪苓汤，以黄明胶易阿胶，另加海金沙，具体如下：

猪苓15克，茯苓30克，泽泻30克，滑石30克（包煎），黄明胶15克（烊服），海金沙30克。

服药3剂后，尿频、尿急、尿痛减轻。

按语：《伤寒论》第223条："若脉浮发热，渴欲饮水，小便不利者，猪苓汤主之。"第219条论三阳合病而热盛者治用白虎汤；220条论二阳并病，阳明已成实证者用大承气汤；221条论三阳合病，热扰胸膈者用栀子豉汤；222条继上条，若见热在中焦而渴欲饮水者治以白虎加人参汤；223条承上条，若热在下焦而小便不利者，则用猪苓汤。从221条至此，仲景连用五个若字，以论阳明病之证与治。后世医家称为"阳明病开手三法"，总为热盛而不成实的设法。盖阳明病，燥气在上，津液未伤者，与栀子豉汤主之；燥气在中，津液已伤者，与白虎加人参汤主之；燥气在下，小便不利者，与猪苓汤主之。是为病有上中下之分，而治有不同也。223条论阳明热证误下后，邪热未除，且津液受伤，水气不利的证治。阳明病热盛于外则脉浮发热，津伤则渴欲饮水，水饮内停的小便不利，治疗以清热滋阴利水为法，方用猪苓汤。

从方证看，小便不利指小便排出不畅，小便量少，淋沥不尽，另外可拓展为尿频、尿急、尿痛、排尿窘迫、尿失禁等一系列尿路刺激症状。猪苓汤可以看作是治疗泌尿系感染的专方，多见于膀胱炎、尿道炎、淋病、肾结核、急慢性肾盂肾炎等泌尿系感染性疾病，乳糜尿、急慢性肾小球肾炎、紫癜性肾炎、肾积水、肾结石、膀胱结石、前列腺增生等伴有感染时也可出现本方证。临床上，对阳虚气冷而致的水肿、小便不利的证治为人所熟知，真武汤一枝独秀。对阴虚有热，热与水结的小便不利，咳、呕、心烦、水肿的猪苓汤证，则少有医者能信手拈来。对肾阳虚而生寒，气化失司，小便不利，心悸头晕，周身浮肿，其脉多沉，予真武汤无疑。对肾阴虚而生热，热与水结者，用猪苓汤育阴、清热、利水，效果明显。

猪苓的作用比较单纯，仅有利水渗湿之功。与茯苓相比，其利水作用较强，可用于水湿停滞所致诸证，如水肿、小便不利、泄泻等。猪苓最常与茯苓、泽泻配伍，五苓散和猪苓汤均含此三药，所谓“仲景利尿三驾马车”。滑石甘寒，既能清热，又能利水，阿胶育阴清热。黄师有时会用黄明胶替代阿胶，黄明胶本品为牛科动物黄牛的皮所熬的胶，黄师认为黄明胶在补血养血、滋阴润燥方面还是逊色于阿胶的，但价格便宜很多，可视患者经济情况替换用之。吴谦说：“方中阿胶质润，养阴而滋燥，滑石性滑，去热而利水，佐以二苓之渗泻，既疏浊热而不留其壅瘀，亦润真阴而不耗气枯燥，是利水而不伤阴之善剂也。”

五苓散的“脉浮，小便不利，微热消渴”和猪苓汤的“脉浮发热，渴欲饮水，小便不利”在文字表述上十分相似，药味组成和主治上都很相似，临床上有时容易混淆。五苓散治阳虚小便不利，水气不行而渴；猪苓汤治阴虚小便不利，水气不行而渴。症状相似，治法相反。猪苓汤乃取五苓散，去白术之温燥，换阿胶之滋润，去桂枝之行阳，换滑石之清热，变温剂为寒剂而已。除了一个主寒湿，一个主湿热外，针对小便不利的症状而言，五苓散治疗小便少但无痛，猪苓汤治疗的是尿频、尿急、尿痛、尿血、淋证，是明显的泌尿道感染。所以五苓散主治的病症范围很广，而猪苓汤主治范围相对较窄，就是泌尿道感染，伴疼痛与血尿者尤佳。正如《类聚方广义》所言：“猪苓汤本方治淋疾，点滴不通，阴头肿痛，小腹膨胀作痛者，或茎中痛，出脓血者。”

黄师常加海金沙治疗尿路感染见尿痛的患者，《本草纲目》云：“治湿热肿满，小便热淋、膏淋、血淋、石淋，茎痛，解热毒气。”

（黄世祺　潘林平）

六、异道夹攻，合方治顽疾——反复风眩案

九旬老人，因患有高血压数年，反复发作头晕。从 2018 年 6、7 月份开始，患者头晕发作较前频繁，突然发作，阵发性加重，发作时天旋地转，站立不稳，甚至摔倒在地，不省人事，瞬间可苏醒，发作时患者

面红目赤。患者一月之内发作数次，经常昏不知人，家属甚为紧张，遂于2018年8月来我院就诊，延请黄师救治，患者在家人扶持下走入诊室，诉平素亦常有头部昏沉不适，发作前无征兆，发作时视物旋转不止，不能站立，面红目赤，伴恶心、呕吐，严重时一日发作数次，平素口干、口苦，舌红，少苔，脉弦细。

患者反复头晕发作，如坐车船，旋转不定，为风眩症，黄师辨证为阴虚风动，处方予以防己地黄汤加龙骨、牡蛎、泽泻：

防己25克，生地黄90克，防风15克，桂枝20克，甘草15克，龙骨30克，牡蛎30克，泽泻90克，4剂。

服药后二诊，患者诉发作较前减少，二诊加菊花30克，方3剂。

三诊，患者诉症状变化不大，将生地加量至120克，泽泻加至120克，加滑石、生石膏、赭石各30克，处方如下：

防己25克，生地黄120克，防风15克，桂枝20克，甘草15克，龙骨30克，牡蛎30克，泽泻120克，滑石30克，生石膏30克，赭石30克，方7剂。

四诊，患者诉头晕症状明显好转，无阵发性眩晕发作，后维持上方1月余。患者未再有阵发性眩晕发作，偶有头部昏沉不适，记忆力下降，调整上方，去生石膏、滑石、赭石，处方：

防己25克，生地黄120克，防风15克，桂枝20克，甘草15克，龙骨30克，牡蛎30克，泽泻120克。

长期维持上方，患者精神好转，未再有阵发性眩晕发作，精神好转，饮食、睡眠均正常，家属对治疗效果很满意。

按语：风眩症发作时如坐舟船，旋转不止，不能自控，此为风证。黄师治疗此证时应用了防己地黄汤、风引汤、侯氏黑散、泽泻汤。防己地黄汤、风引汤、侯氏黑散均出于《金匮要略》，后人认为此三方"开后世平肝熄风之先河"。

防己地黄汤载于《金匮要略·中风历节病》篇："治病如狂状，妄行，独语不休，无寒热，其脉浮。防己一分、桂枝三分，防风三分，甘草一分，上四味，以酒一杯，渍之一宿，绞取汁，生地黄二斤，口父咀，蒸之如斗米饭久，以铜器盛其汁，更绞地黄汁，和，分再服。”本方连酒共六味，其他四味如防己、防风、桂枝、甘草用量甚轻，而鲜生地黄却用二斤。是所有仲景方用生地黄最重的，所以用此方时，必须要用生地，而且要重用，黄师经常用120克。生地黄滋阴养血，开后人育阴息风之端。配以桂枝、防风、防己通而不滞。虽然原文中“如狂状，妄行，独语不休”属神志之疾，但为风证，所以防己地黄汤可育阴息风，治疗阴虚风动的风眩症。

《金匮要略》风引汤以大队金石介类药如龙骨、牡蛎、石英、赤石脂、白石脂、石膏、寒水石、滑石配合大黄、甘草、桂枝、干姜以治“热瘫痫”。“瘫”者不动，“痫”者妄动也。故风引汤又开重镇潜阳之端。

侯氏黑散出自《金匮要略》中风历节篇：“治大风，四肢烦重，心中恶寒不足者。”《外台秘要》治风癫。该方重用菊花，《神农本草经》载：“主风头眩，肿痛，目欲脱，泪出，皮肤死肌，恶风，湿痹，久服利血气。”后世谓菊花是凉肝熄风的要药，如羚角钩藤汤配以羚羊角、钩藤、白芍、桑叶等治肝阳上亢、肝风内动的头目眩晕、四肢抽搐。

此案中，黄师联合防己地黄汤、风引汤、侯氏黑散治疗风眩症，共奏养阴、凉肝、息风、重镇潜阳之效，同时因其人“苦冒眩”，故取泽泻汤之意，加入大剂量泽泻祛水饮，三方互联，组方精妙，临床疗效显著。

（王小艳）

七、病情骤变，如何力挽狂澜——急性中风合并消化道出血案

梁某，男，79岁，于2018年4月22日凌晨2点出现头晕，早上8点左侧肢体瘫痪，至广州市某三甲医院诊治。下午5点行头颅CT提示：

“右侧枕部缺血性脑梗死”“脑内多发性腔隙性脑梗死”。既往有风湿性关节炎，胃溃疡并反复消化道出血，重度贫血病史。症见：左上肢不能抬举，左下肢能抬起，伴有烦躁，认知障碍，2天没有大便。舌淡苔白，脉沉细。查体：左上肢肌力大约2级，左下肢肌力3级，肌张力正常，右侧肢体肌力、肌张力正常。当天晚上，黄师予《千金》三黄汤去细辛，加大黄、枳实：

北芪120克，麻黄15克（先煎），黄芩20克，独活10克，大黄20克，枳实20克，先服一剂。

4月23日，服药后，左上肢仍然抬不起，无大便。守上方，加厚朴20克、芒硝10克，麻黄增至20克（先煎）。一剂。

4月24日，服药后，仍然无大便，守上方，再加大黄20克。到中午1点，可见左手能抬起，但不能控制，很快滑落。晚上解大便少许，成形。

4月25日，守上方，麻黄增至23克（先煎）。

4月26日，守上方，麻黄增至25克（先煎），一剂。

4月27日，晚上大便黑色，查HgB：59g/L，予输血400mL。

4月29日，处以归芪建中汤加附子、阿胶：

当归25克，北芪120克，桂枝15克，白芍30克，大枣15克，甘草30克，姜炭6克，附子15克，阿胶15克。

麦芽糖一汤匙，三剂。后复查血红蛋白较前升高。

4月30日，可见患者左上肢较前有进步，能抬得更高，但还是会甩下，控制不住。继续处以千金三黄汤加减：

北芪120克，麻黄25克（先煎），黄芩20克，独活10克，大黄15克，芒硝5克（冲），枳实15克，厚朴15克。

服三剂后，5月4日，患者左上肢肌力基本恢复正常。

按语：千金三黄汤（麻黄、黄芪、黄芩、独活、细辛）为载于《金匮要略·中风》的方。原文：“治中风手足拘急，百节疼痛，烦热心乱，恶寒，经日不欲饮食。”此方的特点是黄芪与麻黄同用。黄师曾言有同行不解，认为黄芪止汗，麻黄发汗，不应同用。在此方中，麻黄不为发汗而设，黄芪也不用于止汗。麻黄有振奋沉阳的作用，即现代所说的兴奋神经的作用。大量黄芪意在补气，气行则血行，有类于后世王清任的补阳还五汤。因此麻黄与黄芪同用并不相悖。刘渡舟认为本方论述了中风偏枯，风寒深入，郁而化热的证治。《金匮要略方论本义》云：“亦为中风正治，而少为变通者也。以独活代桂枝，为风入之深者设也。以细辛代干姜，为邪入于经者设也。以黄芪补虚以息风也；以黄芩代石膏清热，为湿郁于下，热甚于上者设也；心热加大黄，以泄热也；腹满加枳实，以开郁行气也；气逆加人参，以补中益胃也；悸加牡蛎，防水邪也；渴加栝楼根，以肃肺生津除热也……先有寒，即素有寒也，素有寒则无热可知，纵有热亦内真寒外假热而已。云加附子，则方中之黄芩亦应斟酌矣，此仅为虚而有寒者治也。”

黄师在临床中治疗中风偏枯时也常用本方。在本案的治疗过程中，黄师在中风起病的急性期就选用了千金三黄汤，用大剂量的黄芪与麻黄同用，益气温阳，化瘀活血。麻黄的用法用量是取得疗效的关键。关于麻黄的用量，黄师一般从小剂量 12 ～ 15 克起始，根据患者的反应逐渐加量，一般以 3 克作为递增用量。大剂量麻黄必须先煮，去上沫。黄师认为，主要是针对麻黄碱，可以令人“烦”。“上沫”中麻黄碱较多，故先煮，并去上沫。若患者服药后出现心烦不寐，可嘱患者中午前服药，若出现明显心悸等不适，可终止或减少剂量。在疾病发展过程中，患者出现了消化道出血的并发症，方随症转，遂选用了归芪建中汤加减，总不离益气养血之道。在出血纠正之后，继续用千金三黄汤收功，且取得了较好的临床疗效，体现了方证对应，效如桴鼓。

（孙燕）

八、虚弱浮热见汗出，以证测药不去桂——汗证案两则

【案一】张某，女，53岁，2017年7月8日就诊。患者诉近2月汗出多，动则为甚，夜间亦有汗出，伴怕冷，少许烦躁，胸闷，心悸，纳眠一般，二便调。舌淡苔薄黄，脉弦。

处方：二加龙骨汤加桂枝。

桂枝15克，白芍25克，大枣15克，甘草10克，白薇15克，熟附子15克（先煎），龙骨30克，牡蛎30克。

3剂，水煎服，日1剂，每日两次。

二诊：2017年7月11日，诉汗出减少，怕冷未见改善，仍时有心悸。上方桂枝加至20克、熟附子加至25克（先煎）。4剂，水煎服，日1剂。

三诊：2017年7月15日，诉汗出明显好转，怕冷改善，胸闷心悸减轻。守方续服。

【案二】门诊遇一老年女性，因长期汗出多就诊，诉白天汗出明显，动则汗出，天冷仍有汗出多，天热更明显，往往汗出浸透至少三层衣物，夜间亦有盗汗。就诊时见患者身体羸瘦，短气乏力，偶有心悸，口干，大便干结，排便无力，舌淡，少苔，脉沉细，尺脉沉取无力。

方用二加龙骨汤加桂枝、黄芪、浮小麦：

桂枝15克，白芍15克，大枣15克，炙甘草10克，龙骨30克，牡蛎30克，熟附子25克（先煎），白薇30克，黄芪120克，浮小麦30克。

7日后复诊，汗出减少，白天只换一件衣服即可，夜间盗汗减少。继续前方。

按语：二加龙骨汤出自桂枝加龙骨牡蛎汤方后附方：《小品》云："虚羸浮热汗出者，除桂，加白薇、附子各三分，故曰二加龙骨汤。"此方源于《金匮要略·血痹虚劳病脉证并治》："夫失精家，少腹弦急，阴头寒，目眩，发落，脉极虚芤迟，为清谷，亡血，失精。脉得诸芤动微紧，男

子失精，女子梦交。桂枝加龙骨牡蛎汤主之。”其方即桂枝汤加龙骨、牡蛎组成。故桂枝加龙骨牡蛎汤和二加龙骨汤，原为治疗虚劳失精所设。陈修园《时方歌括·重可镇怯》指出：“治虚劳不足，男子失精，女子梦交，吐血，下利清谷，浮热汗出，夜不寐。”可治疗滑精、遗精、阳痿、多汗、自汗、盗汗等多种疾病。黄师在临证中常用二加龙骨汤治疗各类汗证，包括自汗、盗汗等，临床效果显著。

黄师认为使用本方应注意两点：一是二加龙骨汤不应去桂枝。缘二加龙骨汤是桂枝加龙骨牡蛎汤之变方，桂枝在此方作用举足轻重，无去桂枝的道理也。陈修园于《金匮要略浅注》中谓：“盖以桂枝性生发，非阴虚火亢者宜。况此证之汗，因虚阳鼓之而外溢，必得白薇之苦寒泻火，即是养阴，附子之辛热导火，亦是养阴……”陈氏认为桂枝“性生发，非阴虚火亢者宜”，因而应去除。但此方并非用于阴虚火旺，而为阳虚而致虚火出现浮热汗出，桂枝的作用在于调和营卫，况且因桂枝有平冲定悸的作用，故有心悸均可加量。且白薇作用为清浮热，附子温阳而引火归原，非养阴功效，故与使用桂枝不冲突。二是二加龙骨汤为桂枝加龙骨牡蛎汤加白薇、附子，需正确认识白薇及附子的作用。附子的作用为温阳而引火归原，清末伤寒名家易巨荪在《集思医案》中提出，二加龙骨汤除了针对下元虚弱外，更有“阳不入阴，火不归原”的病机，故见浮热、汗出，故认为二加龙骨汤中使用附子为引阳入阴法，可退热、止汗。白薇咸寒入血分而清透虚热，一则制附子之热，二则引火归原。仲景善用白薇清血分虚热、震摄浮阳，见于竹皮大丸：“妇人乳中虚，烦乱呕逆，安中益气，竹皮大丸主之。”

案一之汗出与桂枝加附子汤案有类似之处，两者均汗出伴恶风寒，本案之所以选用二加龙骨汤，是因为患者出现烦躁，本质阳虚，且有虚阳浮越之征，遂不用桂枝加附子汤。案二患者身体羸瘦，短气乏力为“虚羸”的表现，汗出为虚阳外越所致，脉沉细，尺脉沉取无力为阳虚表现，口干有少量阴虚表现，故予以育阴潜阳，补气敛汗为治疗大法，并在方中加入大剂量黄芪补中益气健脾、固表止汗。《神农本草经》云："黄芪，一名戴糁。味甘，微温，无毒。治大风癞疾……补虚……"患者疲倦短气，予重用黄芪既固表治汗，亦可益气补虚。黄师在临证中精准地抓住了"虚羸浮热汗出"的病机特点，即素体虚弱之人，阴阳两虚，阴不制阳，虚阳外越出现浮热，营卫失调而汗出，方证相应，效如桴鼓。

（孙燕　王小艳）

九、产后发热察证机，丝丝入扣方证备——产后发热案

32岁潘姓女士，产后反复发热2月余，最高38℃，遍寻名医不效。就诊时低热，疲倦，恶心欲吐，纳差。舌淡红，苔少，脉细。黄师拟方竹叶石膏汤：

淡竹叶15克，生石膏30克，党参30克，麦冬30克，姜半夏25克，甘草20克，大米一把（自加）。

服药4剂后，患者热退。

按语：竹叶石膏汤见于《伤寒论》第397条："伤寒解后，虚羸少气，气逆欲吐者，竹叶石膏汤主之。"论述的是病后余热未清，气阴两伤的证治。伤寒热病解后，气阴两伤，余热未尽，因其津液损伤，不能滋养形骸，故见身体羸弱消瘦；中气不足，则少气不足以息；加之余热内扰，胃失和降，故气逆欲呕。这与妇人产后气血亏虚，虚热内扰相似，方证对应，故能获效。

竹叶石膏汤是在白虎加人参汤的基础上加减化裁而成，二者组方有四味相同，即生石膏、粳米、甘草、人参，但竹叶石膏汤有竹叶、半夏、麦冬而无知母，白虎加人参汤有知母无竹叶、半夏、麦冬。白虎加人参汤证虽也有气阴两伤，但仍以阳明气分热盛为主，故在治法上以清热祛邪为主。知母与麦冬相比较，知母清热力强，故用知母而不用麦冬。竹

叶石膏汤证乃大病之后，虚羸少气而余热未尽，以气阴两伤为主，在治法上以扶正为要。麦冬清热力弱而滋阴力强，故用麦冬而不用知母，以免更伤正气。白虎加人参汤清热之力较大，竹叶石膏汤则重在育阴降逆。对于方中粳米，黄师常教患者自加一把米一同煎药。

《金匮要略》产后病篇设有竹叶汤，第二十一篇第9条："产后中风，发热，面正赤，喘而头痛，竹叶汤主之。"本案患者产后发热与竹叶汤之产后发热相似。但竹叶汤是由于产后血虚继而感受风寒，除发热外，尚有喘咳、头痛等风寒外感之象。竹叶石膏汤证则以疲倦、恶心欲吐为主证。竹叶石膏汤可退之热，为寒温大热退后之虚热。竹叶汤可退之热，是血虚基础上外感风寒闭郁之发热。因此，经方运用必须细察证机，才能丝丝入扣。

关于竹叶石膏汤之退热，张锡纯有一验案，可予互参：阳盛伤寒一叟年七十有一，因感冒风寒，头疼异常，彻夜不寝。其脉洪大有力，表里俱发热，喜食凉物，大便三日未行，舌有白苔甚厚。知系伤寒之热，已入阳明之府。因头疼甚剧，且舌苔犹白，疑犹可汗解。治以拙拟寒解汤，加薄荷叶一钱。头疼如故，亦未出汗，脉益洪实。恍悟曰：此非外感表证之头疼，乃阳明经府之热，相并上逆，而冲头部也。为制此汤（白虎汤），分三次温饮下，头疼愈强半，夜间能安睡，大便亦通。复诊之，脉象余火犹炽，遂用仲景竹叶石膏汤，生石膏仍用三两，煎汤一大碗，分三次温饮下，尽剂而愈。

（黄世祺　潘林平）

十、"青龙为神物，最难驾驭"，峻剂轻投大胆尝——咳喘心悸案

患者，女，39岁，2月前不慎感受风寒出现反复咳嗽、咯痰，咳白

色泡沫痰，痰多容易咳出，伴有咽痒、咽痛，口干，烦躁，偶有心悸、气促，查体：双肺呼吸音粗，未闻及明显干湿性啰音，舌淡，苔白，脉浮。黄师予小青龙加石膏汤加诃子：

麻黄5克（先煎），白芍15克，细辛5克，五味子10克，桂枝5克，姜半夏25克，干姜5克，甘草20克，生石膏30克，诃子15克。

水煎服，日一剂，每天两次。

7日后复诊，已愈。

按语：小青龙汤为麻黄类方中最擅止咳平喘的处方。《伤寒论》第40条："伤寒表不解，心下有水气，干呕，发热而咳，或渴，或利，或噎，或小便不利，少腹满，或喘者，小青龙汤主之。"第41条："伤寒，心下有水气，咳而微喘，发热不渴，服汤已，渴者，此寒去欲解也。小青龙汤主之。"组成为麻黄去节三两、芍药三两、五味子半升、干姜三两、甘草（炙）三两、细辛三两、桂枝（去皮）三两、半夏半升（洗）。上八味，以水一斗，先煮麻黄，减二升，去上沫，纳诸药，煮取三升，去滓，温服一升。若微利，去麻黄，加荛花如鸡子大，熬令赤色（熬即炒也，今无此药可代以滑石）。若渴，去半夏，加栝楼根三两。若噎者（即呃逆），去麻黄，加附子一枚，炮。若小便不利，少腹满者，去麻黄，加茯苓四两。若喘，去麻黄，加杏仁半升（去皮尖）。

何谓青龙？喻其如龙卷波涛之中，祛除水泛。小青龙汤用于治疗寒饮内停，外有风寒之证。从组成看，本方分为两组药，一组为麻黄、桂枝、芍药解表散寒，一组为干姜、细辛、五味子温肺化饮。干姜、甘草组合为《伤寒论》中的甘草干姜汤，用来温肺化饮；细辛既可辅助麻黄、桂枝散寒，又可温化水饮；五味子可收敛肺气；姜、辛、味的组合，一温一散一敛的结合可作为治疗寒饮的基础方，如苓甘五味姜辛汤、苓甘五味姜辛夏汤都有这个组合。

小青龙汤在临床应用上并不局限于有无表证，可无发热，或者表证不明显。运用本方时需重点审察患者分泌物的特征和舌象：咳喘、鼻鸣伴呼吸道分泌物（痰液、流涕）多而清稀，苔白水滑浮腻者可用。把握此特点，黄师常用于治疗以咳喘、痰液清稀为主证的呼吸道疾病、以鼻塞流涕或流泪为主证的五官科疾病。寒饮为患，变证百出，故原文中记载了多种或然证。如鼻塞或咳喘的患者，兼见心悸、小便过多、噎膈、呃逆、干呕、少腹膨满、下利等症状时，可大胆运用本方，诸症不必悉具。

对于小青龙汤加石膏，张锡纯有精辟论述："《伤寒论》用小青龙汤无加石膏之例，而《金匮》有小青龙加石膏汤，治肺胀，咳而上气，烦躁而喘，脉浮者，心下有水。是以愚治外感痰喘之挟热者，必遵《金匮》之例，酌加生石膏数钱，其热甚者又常用至两余……平均小青龙汤之药性，当以热论，而外感痰喘之证又有热者十之八九，是以愚用小青龙汤三十余年，未尝一次不加生石膏。即所遇之证分毫不觉热，亦必加生石膏五六钱，使药性之凉热归于平均。若遇证之觉热，或脉象有热者，则必加生石膏两许或一两强。"黄师临床上运用本方时也常加石膏。石膏既可清热，又可缓和诸药的燥热之性。本案无发热，无表证，但咳嗽，咯白色泡沫痰，痰多质稀容易咳出，符合小青龙汤的应用指征，同时加用诃子收敛肺气，治疗久咳。患者有口干、咽痛、烦躁的热象，故加用石膏清热，即小青龙加石膏汤。

就诊时患者诉长期自觉心悸，服用麻黄时曾出现心悸加重，请教黄师可否把麻黄去掉，黄师答曰麻黄为平咳喘、散风寒的要药，不可去掉。麻黄常见的副作用是兴奋性导致的心律失常，病人可出现心悸，失眠，且麻黄本身具有一定的毒性。为了提高用药的安全性，可以采取合理配伍和久煎的方法。桂枝可以平冲定悸，麻黄和桂枝配伍可以减轻麻黄引起心悸的副作用。同时注意煎服法，麻黄入药时予以先煎，去上沫；同时可以从小剂量开始使用，观察服药反应，注意增加剂量，循序渐进；另外嘱咐患者避免睡前服药，防止因麻黄的兴奋性导致失眠。

小青龙汤治疗寒饮咳喘，疗效卓著，但此方辛烈峻猛，能伐阴动阳，下拔肾根，必须强调：一要方证相应。正如喻嘉言云："青龙为神物，最难驾驭。"用得其宜，可收桴鼓之效；用之不当，变证也竿影相随。若方证不符，施于舌红苔黄之实热者或干咳无痰等虚热者，均易引起头痛、失眠、出血等副作用。二可根据病情从小剂量用起，即所谓"峻剂轻投"。在《重订通俗伤寒论》中，小青龙汤的用量："麻黄八分，姜半夏三钱，炒干姜八分拌捣，五味子三分，川桂枝一钱，北细辛五分，白芍一钱，清炙草六分。"方中用量除了半夏三钱，其余诸药都不超一钱。三要中病即止，不可久服。根据《金匮要略》中提出"病痰饮者，当以温药和之"的原则，用苓桂剂善后则疗效理想。

（王小艳　潘林平）

十一、方证背后蕴藏着病机，但病机不能还原方证——咳嗽声嘶案

宋某，女，64岁，粤剧表演者，经常登台演出。2018年12月14日就诊。就诊时咳嗽3天，干咳为主，声音嘶哑，咽干，无发热、气促、胸闷、心悸等，纳食一般，二便可。舌红，苔少，脉细。

处方予麦门冬汤，去粳米，加桔梗、诃子、人参叶、薄荷、竹蜂，具体如下：

麦冬60克，党参10克，大枣15，甘草20克，半夏25克，桔梗20克，诃子15克，人参叶15克，薄荷15克，竹蜂5克（冲服）。

服药7剂后，咳嗽、声嘶基本缓解。

按语：麦门冬汤见于《金匮要略·肺痿肺痈咳嗽上气病脉证治》，条文为"大逆上气，咽喉不利，止逆下气者，麦门冬汤主之"。本方组成为麦冬七升、半夏一升、人参三两、甘草二两、粳米三合、大枣十二枚，煎煮法为"上六味，以水一斗二升，煮取六升，温服一升，日三夜一

服”。多数医家认为，本条论述了肺胃津伤，虚火上逆的咳喘证治。大逆上气可以看作病机，“大逆上气”之“大”字，点明了“上气”之程度。咽喉不利可看作咽喉干、痛、肿、声音嘶哑、失音、喘、咳、痰液黏滞等，适用范围甚广。

因本方麦冬与半夏的用药比例为 7∶1，不少医家认为滋阴润肺是主要方面，忽略了半夏的燥湿化痰作用。就像《金匮要略释义》所说：“半夏下气化痰，用量很轻，且与大量清润之药配伍，即不嫌其燥。”但事实上，本方半夏一升，在用半夏的经方中剂量已不算少，大半夏汤之半夏为二升，半夏泻心汤、小青龙汤、栝楼薤白半夏汤、射干麻黄汤、温经汤等仅为半升，小半夏汤、小半夏加茯苓汤、半夏厚朴汤为一升。在《金匮要略》中，张仲景有 13 首方有半夏，其中 10 首方中的半夏就是用的一升，应该说一升的半夏是正常量，绝不是佐使。但在临床上，阴虚咳嗽多表现为“干咳无痰”，半夏是燥湿化痰之品，缘何本方要用如此剂量的半夏？首先，条文中“大逆”二字非常重要，条文中所说的“大逆上气”，是指剧烈地气逆咳喘，即上焦热伤津耗，气结壅滞不得宣发，夹杂水饮上逆较重，而出现较为剧烈的咳嗽，或喘息，或咽喉干燥、疼痛不适等证候。因此，必须下气降逆，化饮散结，半夏必不可少。第二，干咳未必无痰。临床所见，本方证中的表现与喉源性咳嗽、感染后咳嗽、支气管炎等的咽喉烦痒、咽干痰少不易咳相吻合，而这些咳嗽无论哪种类型，其表现均与痰液刺激有很大的关系，治疗上利咽祛痰药必不可少。第三，本方治疗肺癌、慢性阻塞性肺疾病、卒中相关性肺炎等咳嗽也有良好效果。这些患者多为年老久病，表现为气阴两虚，痰浊上泛，标本相兼，燥湿夹杂。必须养阴不碍痰，化痰不伤阴。麦冬和半夏，两两相对，非常合拍。因此方中半夏不可或缺，否则大逆上气、咽喉不利之症难以去除。

潘林平曾治一中年女性，反复咳嗽两月余，诉胸骨后灼热疼痛如同火烧，随后如有热气上冲咽喉而咳，以午睡醒时最为明显。少许口干，咽部不适。舌淡苔薄白，脉弦细。以清热泻火或滋阴降火中药治之均无效，患者自以麦冬、石斛、党参煎水内服亦无效。予此方两剂而愈。患者自以麦冬、石斛、党参煎水内服无效，而麦门冬汤虽也含麦冬、党参等药物，药仅五味，却能迅速取效，可见经方组合之妙。正如黄师所言：方证的背后蕴藏着病机，但病机不能还原方证。

在用药加减上，黄师常加桔梗、甘草、诃子、人参叶、竹蜂。桔梗、甘草取桔梗甘草汤利咽祛痰，诃子遵诃梨勒散之意。植物人参的叶子称为参叶。参叶在清代以前很少作为药用;《本草从新》曾说过，参叶“大苦大寒，损气败血，其性与人参相反，且无用，所以从来本草内俱不载”。而成书仅比《本草从新》晚八年的《本草纲目拾遗》中说参叶气清香，味苦微甘，其性补中带表，大能生胃津，祛暑气，降虚火，利四肢头目，浸汁沐发，能令光黑而不落，醉后食入，解醒第一。参叶性寒，味苦而甘。功能补中清肺、生胃津、止消渴、祛暑气，降虚火；现代临床除了用参叶较弱的益气作用外，主要借其生津润燥、甘寒清热，以治疗气阴不足的萎缩性胃炎、糖尿病、肺结核，以及咽喉肿痛，声音嘶哑等。而竹蜂，为蜜蜂科昆虫竹蜂的全虫，功效为清热化痰，祛风定惊，行水消肿，主治小儿惊风，口疮，咽痛等症状，记载于《本草拾遗》之中，治疗声音嘶哑效果尤佳。

在拓宽经方使用思路方面，唐容川在《血证论》中曾说:“盖冲脉起于胞中，下通肝肾，实则隶于阳明，以输阳明之血，下入胞中。阳明之气顺，则冲气亦顺，胞中之血与水皆返其宅，而不止逆矣……此方（麦门冬汤）是从胃中降冲气下行，使火不上干之法。”后世医家在此启发下，用该方治疗妇科诸疾，比如陈修园、张锡纯等用此方治疗妇人倒经。麦门冬汤所主之证，与妇人倒经之病有别，何以能借用之而获效？张锡纯的此段论述精辟地回答了这个问题:“冲为血海，居少腹之两旁。其脉上隶阳明，下连少阴。少阴肾虚，其气化不能闭藏以收摄冲气，则冲气易于上干。阳明胃虚，其气化不能下行以镇安冲气，则冲气亦易于上干。冲中之气既上干，冲中之血自随之上逆，此倒经所由来也。麦门冬汤，于大补中气以生津液药中，用半夏一味，以降胃安冲，且以山药代粳米，以补肾敛冲，于是冲中之气安其故宅，冲中之血，自不上逆，而循其故道矣。特是经脉所以上行者，固多因冲气之上干，实亦下行之路有所壅塞。观其每至下行之期，而后上行可知也。故又加芍药、丹参、桃仁以开其下行之路，使至期下行，毫无滞碍。是以其方非为治倒经而设，而略为加减，即以治倒经甚效，愈以叹经方之涵盖无穷也。”此为经方活用的又一典范，值得玩味。

（黄世祺　潘林平）

十二、特征证候必明辨，方证对应迎刃解——频发呃逆案

80 岁许氏女性，反复呃逆伴胃脘部胀痛多年，未系统诊治，近 1 周再次出现上述症状，黄师拟方旋覆代赭汤加枳实：

旋覆花 10 克（包煎），代赭石 30 克，党参 30 克，姜半夏 25 克，甘草 30 克，大枣 15 克，生姜 3 片（自加），枳实 30 克。

服药 4 剂后，患者呃逆基本缓解。

按语：旋覆代赭汤见于《伤寒论》第 161 条：“伤寒发汗，若吐若下，解后心下痞硬，噫气不除者，旋覆代赭汤主之。”此治胃气大虚，心下痞硬，噫气不除之方。辨证要点是心下痞硬、噫气不除，病机可以理解为脾失健运，痰饮内生，阻于心下，胃气不和，故心下痞硬，土虚木乘，肝胃气逆，则噫气不除。现代常用于慢性胃炎、胃及十二指肠球部溃疡、胃肠神经官能症、胃扩张、慢性肝炎、膈肌痉挛、妊娠呕吐等疾病，以恶心、呕吐、嗳气、呃逆为主诉。本患者频繁呃逆伴胃脘部胀痛，与“心下痞硬，噫气不除”方证对应，用药后症状明显好转，加枳实亦有下气之功。

心下痞硬是痞证的重要特征，痞证的治疗以五个泻心汤最为经典，

即半夏泻心汤、生姜泻心汤、甘草泻心汤、黄连汤和旋覆代赭汤，这些方证的基本病机都是病邪交阻于心下，气机痞塞不通，升降失常，症见心下痞满，或腹部胀满，心烦呕逆，或腹中雷鸣下利等。旋覆代赭汤表现与生姜泻心汤的“心下痞硬，干噫食臭”最为相似，但生姜泻心汤证不仅中气受损，且有水饮食滞，寒热错杂，故在心下痞硬的同时，伴见干噫食臭，腹中雷鸣下利，治以寒温并用，辛开苦降，和胃散水，消痞止利。旋覆代赭汤主症是呃逆、嗳气不止，可兼有心下痞硬，虽嗳气而无食臭，亦无肠鸣下利。旋覆代赭汤证只是水饮痞满，没有火热之气，所以不用黄芩、黄连；又因为水饮在胃，只有上逆的症状，并无水气下趋导致的雷鸣下利，所以不用干姜。旋覆代赭汤是在生姜泻心汤的基础上多了旋覆花、代赭石，少了黄芩、黄连、干姜。俞麟州一语中的：“此即生姜泻心汤之变法也，夫二条皆有心下痞硬句。而生姜泻心汤重在水气下趋而作利，旋覆代赭汤重在胃虚挟饮水气上逆而作噫。”

噫气不除一证，病证多端，临床需详察：太阳病寒气犯胃，干呕噫气而兼汗出、恶风、鼻鸣者，予桂枝汤；阳明腑热气上冲，噫气不除，予承气汤；太阴脾寒噫气不除，予理中汤；少阴绝症噎气不除，阳将上脱，予通脉四逆汤；厥阴病寒热错杂、虚实犯中，气上撞胸而噎气者，予乌梅丸。

本方以旋覆代赭命名，说明以此两药为主药，不可或缺。日本《伤寒论集成》曰：“凡论中揭一物，以名于方者，皆一方主将，犹天之有日，国之有君，不可日无者也。”古人云“诸花皆升，旋覆独降”，《本草汇言》即载本品主“痞坚噫气”。虽然旋覆花质地轻浮，但其性质沉降，善降胃气而止呃逆、嗳气。旋覆花有许多白色细小的绒毛，煎药时不易滤出，刺激咽喉而容易引起呕吐，古人早有“须用绢包好，恐射肺令人嗽”的记载，故须包煎，同时因其质地轻浮，有导致呕吐的不良反应，用量不宜过大，10克左右为宜。旋覆花性温燥，阴虚劳嗽、津伤燥咳者慎用。代赭石是本方中的主药之一，张锡纯是应用代赭石的高手，其治疗肝阳上亢的镇肝熄风汤无人不知，无人不晓。其参赭镇气汤、寒降汤、温降汤也久负盛名。其认为“赭石最善平肝、降胃、镇冲，在此方中当得健将，而只用一两，折为今之三钱，如此轻用必不能见效。是以愚用此方时，轻用则六钱，重用则一两”。黄师也认同此观点，一般用30克。代赭石是一种矿物类药，可能含有重金属，不宜久服。因其煎成汤剂后像“黄泥水”，最好先跟病人做好沟通，以免惧服。

（黄世祺　潘林平）

十三、虚实夹杂需审察，补泻轻重细思量——小儿腹胀案

邓姓男童，4岁7个月。因反复腹胀三月余就诊。患儿腹胀，纳差，自诉大便可。查体：腹部稍膨隆，腹软，无压痛、反跳痛，肠鸣音正常。舌红，苔少，脉细。处方厚朴生姜半夏甘草人参汤加决明子、莱菔子、枳实，具体如下：

厚朴15克，生姜3片（自加），半夏15克，甘草10克，党参5克，决明子15克，莱菔子20克，枳实15克。

服药4剂后，患儿诉腹胀缓解，胃口改善。

按语：患儿腹胀，虽胀满但不硬不痛，大便通，更无潮热、谵语等阳明里实之征，故不用承气汤类；相对于心下痞满的泻心汤类，本患者腹胀位置更广，以中下腹为主，且无心烦呕逆，肠鸣，下利频作等泻心汤证候，故不用泻心汤类；本患者为4岁的小儿，小儿脾常不足，脾主运化，运化失司，湿浊内生，气滞于腹，壅而满胀，故宜攻补兼施，温运健脾，消滞除满，予厚朴生姜半夏甘草人参汤。

厚朴生姜半夏甘草人参汤见于《伤寒论》条文第66条“发汗后，腹胀满者，厚朴生姜半夏甘草人参汤主之”。“腹胀满”是症状，“发汗后”是辨证提示。发汗过多，往往损阳伤津，发汗后而致腹胀满，再结合以方测证，可知本方是过汗后损伤了脾阳，因而脾胃不能健运而胀满，能

辨识出“腹满”以里虚为本，而非里实证。可见“发汗”在这里只不过是脾胃受伤的一个原因，临床上不管是否因于“发汗”，只要是脾胃虚弱引起的腹胀满，都可考虑本方。另一方面，脾虚失运则气滞于中。临床上腹胀者以脾虚为本，以气滞为标多见，单纯健脾补气易增壅滞，腹胀难除，单纯消滞除满易损脾阳，本证难消。本方三补七消，尤其适用于虚实互见的腹胀患者。

本方组成为厚朴半斤、生姜半斤、半夏半升、甘草二两、人参一两，煎煮法为：上五味，以水一斗，煮取三升，去滓，温服一升，日三服。此方方名即全部药物组成，其中厚朴为主药。《神农本草经》中记载：厚朴味苦，温。主治中风，伤寒，头痛，寒热，惊悸，气血痹，死肌，去三虫。在《伤寒杂病论》中，厚朴则常用于下气消胀，证如厚朴生姜半夏甘草人参汤、厚朴三物汤、栀子厚朴汤、大小承气汤，皆取其下气消胀之功，此仲师补《神农本草经》之未言也。原方厚朴与生姜用量较大，偏于行气通滞。临床可根据年龄、病情、体质等实际情况，酌其虚实之多少，决定补泻之偏重及药物之加减。胀满消除后，要根据具体情况，膳食调养，避免饮食不节，饥饱失常，以防复发。

厚朴生姜半夏甘草人参汤、理中汤、调胃承气汤均为治疗腹胀的常用方。本方之腹胀属虚实夹杂，可见心下痞满，呕吐，纳差，以健脾与行气药物组方；理中汤证之腹胀为脾胃虚寒，除腹胀外，兼见呕吐、肠鸣、下利等中寒之状，纯为温阳补气之药。调胃承气汤证之腹胀属胃家实，以胀满，大便燥结为主，功专泻下通腑。临床需审证查因，免犯虚虚实实之戒。

（黄世祺）

十四、如何治疗上腹部硬块感的顽疾——十二指肠溃疡案

辛某，女，55岁，2019年6月11日就诊，3月余前开始反复上腹部

胀痛不适，自觉上腹部硬块感，餐后明显，间有口苦，泛酸，心悸，胃纳差，偶有失眠，大便日1次。舌淡红，苔白，脉细。在外院行胃镜：十二指肠球部溃疡。处方：

黄芪90克，桂枝45克，白芍60克，炙甘草10克，大枣15克，生姜3片（自加），麦芽糖1汤匙（自加）。

复诊：服药7剂后，上腹部胀痛好转，上腹部硬块感消失。

按语：本案中，黄师用黄芪建中汤治疗十二指肠溃疡腹痛，服药后患者症状明显缓解。黄芪建中汤即小建中汤加黄芪。小建中汤条文有：①伤寒，阳脉涩，阴脉弦，法当腹中急痛。先与小建中汤，不差者，小柴胡汤主之。②伤寒二三日，心中悸而烦者，小建中汤主之。③虚劳里急，悸，衄，腹中痛，梦失精，四肢酸痛，手足烦热，咽干口燥，小建中汤主之（《金匮要略》血痹虚劳病脉证并治第六）。④男子黄，小便自利，当与虚劳小建中汤（《金匮要略》黄疸病脉证并治第十五）。⑤妇人腹中痛，小建中汤主之（《金匮要略》妇人杂病脉证并治第二十二）。从条文中可以看出，小建中汤主治有：腹痛，虚劳里急，心悸，衄血，梦遗，四肢酸痛，手足烦热，咽干口燥，身黄，脉弦细者。此方腹中急痛者用之，心中悸用之，金匮虚劳里急用之，妇人腹中痛用之，男子黄也用之，可见证治范围甚广。建中乃温运中焦之意，补脾温中则虚寒腹痛止，脾得健运则气血生化有源，上供于心以生血而悸烦治。心血足，营气畅而虚黄可解。从方中药物组成来看，此为温养中气，补益心脾，调和营卫，缓急止痛之方，里虚失荣、拘急腹痛为本方之最佳适应证。临床使用着眼于虚寒二字，不问男女，或急性、慢性疾患而发之腹痛，呈虚劳偏寒之象，皆可用之。

方中芍药用六两，本案黄师用60克，里急指腹痛呈痉挛性，取白芍缓急止痛之意；患者有心悸，故桂枝用药45克，取桂枝平冲定悸之效；加黄芪因患者虚劳较明显，即黄芪建中汤。黄芪建中汤出自《金匮要略·血痹虚劳病脉证并治第六》：“虚劳里急，诸不足，黄芪建中汤主之。

于小建中汤内，加黄芪一两半，余依上法。气短胸满者，加生姜；腹满者，去枣加茯苓一两半；及疗肺虚损不足，补气，加半夏三两。”

方中饴糖必不可少，黄师每嘱病人以麦芽糖代之。曹颖甫曾在《经方实验录》中指出：今之医者每不用饴糖，闲尝与一药铺中之老伙友攀谈，问其历来所见方中有用饴糖者乎？笑曰：未也。可见一斑。先贤汪讱庵曰：“今人用小建中者，绝不用饴糖，失仲景遗意矣。”然则近古已然，曷胜叹息。夫小建中汤之不用饴糖，犹桂枝汤之不用桂枝，有是理乎？小建中汤不加饴糖则为桂枝加芍药汤，桂枝加芍药汤证的腹满时痛为虚实夹杂之证，以邪气盛为主，治疗以驱邪为法；小建中汤证的腹中急痛为气血不足，以补虚为主。二者截然不同。

在类方比较上，黄芪建中汤证与小建中汤证同治气血亏虚证。但黄芪建中汤证较小建中汤证重，气血虚弱中以气虚为主，症见乏力、面色萎黄、劳累而疼痛加重。黄芪建中汤与理中汤同为温补中焦，治虚寒腹痛之方。不同者，理中汤偏于温中祛寒，用于止吐止利；小建中汤偏于调和营卫，用于缓急止痛。

（黄世祺）

十五、活血化瘀有妙法，标本兼治用经方——膀胱癌术后案

邝某某，男，76岁，1年余前开始反复出现排尿困难，曾行B超检查示前列腺增生，予抗前列腺增生治疗无效，在我院行经尿道膀胱肿瘤切除术以及膀胱结石取石术，术后病理提示：高级别浸润性尿路上皮癌，术后予吡柔比星膀胱灌注1次，恢复可，生活可自理。1月余前患者再次出现排尿困难，伴血尿，曾于某三甲中医院治疗，考虑合并泌尿道感染，予留置尿管、膀胱冲洗、抗感染等治疗，曾拔除尿管，拔除后出现排血尿，再次留置尿管并予止血等对症治疗。就诊时可自行排尿，未见血尿，

但仍排尿不畅，尿量不多，尿频，间有尿痛，夜间为甚，下腹疼痛不适，大便少，胃纳尚可，眠差。舌淡暗，苔白腻，脉滑。

处方予以桂枝茯苓丸合桃核承气汤：

桂枝 15 克，茯苓 25 克，赤芍 15 克，丹皮 15 克，桃仁 25 克，甘草 10 克，大黄 5 克，芒硝 5 克（冲服）。

复诊：服药 3 剂后，小便不畅改善，小便量增多，尿痛减轻。

按语：本案是桂枝茯苓丸与桃核承气汤合方治疗的成功案例。《金匮要略·妇人妊娠病脉证并治第二十》："妇人宿有癥病，经断未及三月，而得漏下不止，胎动在脐上者，为癥痼害。妊娠六月动者，前三月经水利时，胎也。下血者，后断三月衃也。所以血不止者，其癥不去故也，当下其癥，桂枝茯苓丸主之。"桂枝茯苓丸原治妇人素有癥块，致妊娠胎动不安或漏下不止之证。对于本方的药物组成，《金匮要略释义》有精辟论述："桂枝善治血虽行而癥结自若之疾，故以为一方之冠；茯苓有在下主血之能，故次之。因癥病腹中有块，必拘急时时痛，爰佐芍药、丹皮开阴结以除腹痛。用桃仁使领诸药直抵于癥痼而攻之，俾瘀积去而新血不伤。"因本方擅于活血化瘀，缓消癥块，后世将本方的使用范围明显扩大，具有瘀血证的妇产科、内外科疾患均可考虑使用本方。内有瘀血的重要指征包括：①下腹痛、按压则痛甚，或有包块；②面色暗红或暗黄、唇色暗红、舌质暗或有紫点；③神经精神症状：头痛、眩晕、失眠、烦躁。其中，舌像是重要指征。

桃核承气汤出自《伤寒论》："太阳病不解，热结膀胱，其人如狂，血自下，下者愈。其外不解者尚未可攻，当先解其外。外解已，但少腹急结者，乃可攻之，宜桃核承气汤。"《伤寒贯珠集》云："此即调胃承气汤加桃仁、桂枝，为破瘀逐血之剂。缘此证热与血结，故以大黄之苦寒，荡实除热为君；芒硝之咸寒，入血软坚为臣；桂枝之辛温，桃仁之辛润，擅逐血散邪之长为使；甘草之甘，缓诸药之势，俾去邪而不伤正为佐也。"本方由桃仁、大黄、桂枝、甘草、芒硝组成，具有泻下郁热，活血散瘀之效，是治疗以大便不通、小腹急结、硬满、疼痛为主要表现的蓄血证的主方。桂枝茯苓丸和桃核承气汤主治虽然有所不同，但均有活血化瘀之功，且两方中均有行血而不破血之桂枝和破血而不行血之桃仁，二药配伍对活血化瘀起着重要作用。男科临床中见下焦气滞血瘀之证，可以两方合方治疗。

本例患者膀胱癌为瘀血积聚于膀胱，久而成为癥瘕，其癥不去，故反复小便不畅、尿痛、尿血、下腹胀痛，一派下焦蓄血之象，符合桃核承气汤的使用指征，故以桃核承气汤治疗下焦蓄血之标。患者年老久病，瘀聚成瘕，故合用桂枝茯苓丸活血化瘀，缓消癥块。方证相应，标本同治，故取良效。仲景本身就是合方运用的高手，譬如柴胡桂枝汤、桂麻各半汤、桂枝二越婢一汤等，均是根据临床需要进行合方加减，灵活合方之妙，不可不知。

（黄世祺　潘林平）

十六、异病同治，明辨相同的病机药证——水肿案两则

（一）慢性肾衰竭案

老年男性，78岁，既往反复双下肢浮肿3年，曾于外院诊断为慢性肾脏病。近1周来双下肢浮肿加重，无眼睑浮肿，无恶心呕吐，无关节肿胀疼痛，故入院治疗，请黄师会诊。舌淡红，苔白，脉沉。处方予以真武汤加黄芪、防己、车前子：

茯苓25克，白术25克，白芍15克，黑顺片15克，黄芪80克，防己15克，车前子30克（包煎）。

一周后复诊，水肿已消除大半，继服用原方，后消肿出院。

（二）心力衰竭案

老年男性，长期胸闷、气促，双下肢有浮肿，病情迁延七年有余，深为所苦，也曾寻求西医治疗，明确诊断为：扩张型心肌病、心房颤动、慢性心力衰竭、慢性阻塞性肺病，每次给予抗心衰治疗后可稍稍缓解，但易复发，反复发作。目前患者出现气促，双下肢浮肿，夜间不能平卧，头晕，纳差，大便不成形，每日 1 次，尿少，舌淡，苔少，脉沉细。

处方予以真武汤加黄芪、桂枝、车前子、薏苡仁、炒牛膝，组方如下：

熟附子 25 克（先煎），茯苓 25 克，白术 30 克，白芍 15 克，黄芪 120 克，桂枝 25 克，车前子 30 克（包），薏苡仁 30 克，炒牛膝 30 克。

服药三剂后复诊诉气促可缓解，夜间可平卧，双下肢浮肿较前消退，效不更方，一周后患者出院。

按语：真武汤是一首救逆之方，也是一首救命之方，常用于严重的阳虚疾患，如慢性肾病、心力衰竭、风湿性心脏病等，用来治疗阳虚水泛型的水肿、眩晕、心悸、小便不利等，疗效确切。《伤寒论》第 82 条："太阳病，发汗，汗出不解，其人仍发热，心下悸，头眩，身瞤动，振振欲擗地者，真武汤主之。"《伤寒论》第 316 条："少阴病，二三日不已，至四五日，腹痛，小便不利，四肢沉重疼痛，自下利者，此为有水气。其人或咳，或小便利，或下利，或呕者，真武汤主之。"两条条文虽然临床表现不一，但病机同为阳虚水泛。肾阳一虚，不能制水，水气泛滥上下内外，则诸症自现。水气凌心则悸；清阳不升，清窍被上逆之水气所蒙，则头眩；水气浸渍四肢经脉，则见身瞤动，振振欲擗地，抑或四肢沉重疼痛；水气浸渍胃肠则腹痛下利；水气内停，阳虚气化不行则小便不利；水气上逆犯肺，肺气不利则咳；水气犯胃，胃气上逆则呕；肾阳亏虚，失于固摄则下利，小便清长。这些症状与心功能不全、肾功能不全引起的心悸、尿少、肢体浮肿等完全吻合。

附子是本方的主药，但其用量必须考虑个体差异，不赞同动辄使用大剂量附子。有些老年慢性病患者，虽然辨证、配伍、煎法都没有错，但开始就用较大剂量附子会出现心慌、烦躁、失眠等症状。附子中毒常表现为麻、颤、乱、竭。“麻”指麻木，附子中毒后先见口、舌、唇麻，流涎，出汗，呼吸先快后慢直至麻痹，继而面麻，最后是全身肢体皆麻，痛觉减轻或消失。“颤”指颤抖，出现唇、舌、肢体颤动，语言断续，含糊不清，肢体无力，四肢发硬，肌肉强直，手足抽搐或牙关紧闭。“乱”指症情逆乱，病人头晕，耳鸣，复视或视物模糊，心乱胸闷，烦躁不安，语言及神志不清，瞳孔开始缩小，后期散大，恶心，呕吐，腹痛腹泻，大小便失禁，心律失常。“竭”是指衰竭，病人可见严重的心律失常、休克状态，呼吸衰竭甚至引起突然死亡。因此要提倡方证对应、逐渐加量、适当配伍、注意煎法、密切观察病情、中病即止。

辨证准确，方证相应。刘渡舟对此类水证有精辟论述：“水，阴邪也，变化多端，浩浩莫御，故临床多见。水之气寒，病则伤阳犯上，故有上冲之变：如上冒清阳而为痫；上凌于心而成悸；中犯胃气而成痞；亦有下注于肠道而为泻。故水之所至，其气必病，此其大概，余可类推。水证虽繁，约而言之，其脉则弦、其舌则水、其面则黧、其小便则不利，能合色脉则水证亦并不难辨。”临床所悟，真武汤证除症状外，舌像是重要辨证眼目：舌质淡胖，苔白腻或滑。

逐渐加量：附子用量从小剂量开始，据证逐渐加量，直至达到最佳有效使用量，即病人的最佳耐受量为止。

适当配伍：真武汤中的芍药和生姜既可拮抗附子的毒性，又与附子有协同作用。

注意煎法：量大者特别嘱咐病人久煎。

密切观察病情：服药后必问睡眠、小便、动静。若失眠、烦躁、小便黄赤或短涩要考虑减量。

中病即止：大剂量时不打持久战，逐渐减量。

本方的加减法值得探究。真武汤原文为“若咳者，加五味子半升，细辛，干姜各一两。若小便利者，去茯苓。若下利者，去芍药，加干姜二两。若呕者，去附子，加生姜，足前成半斤”。在《伤寒论》条文中，除真武汤外，含“或然证”的常用方有小柴胡汤、四逆散、理中丸、通脉四逆汤、小青龙汤，通过或然证药味的加减变化，可窥见仲景的用药思路：①治咳重用温肺之药。“病痰饮者，当以温药和之”：小柴胡汤、真武汤、四逆散见咳者，均加五味子、干姜。②治呕用生姜。真武汤、理中丸、通脉四逆汤见呕者，均加生姜。③利尿首选茯苓。《伤寒论》中治小便不利的通法是加茯苓健脾利湿，通畅水道。由小柴胡汤、真武汤、四逆散、小青龙汤的加减法可见，尿之“利”与“不利”是茯苓取舍的标准。

真武汤证需与苓桂术甘汤证鉴别。两方均治水饮引起的眩晕、心悸、水肿，但苓桂术甘汤证是苓桂剂，桂枝擅于平冲降逆，故眩晕、心悸的同时有气上冲胸、心下逆满等症，且发病多急。而真武汤中有附子，虚寒之象更明显，眩晕、心悸的同时常伴有恶寒、精神萎靡、脉沉微弱、四肢沉重疼痛等。

（黄世祺　王小艳）

十七、看似“不可理喻”，实则精妙无比，方证相应，才能取得疗效——心力衰竭案

一位老年女性患者，有高血压性心脏病史多年，因心力衰竭就诊，就诊时表现为：喘息不已，胸口满闷，面色晦暗，口唇紫绀，双下肢浮肿，夜间不能平卧，小便少，大便干结，口干，纳呆，夜眠差。舌紫黯，苔干，脉沉涩。

处方予木防己汤加芒硝、茯苓：

防己25克，生石膏150克，党参30克，桂枝30克，芒硝10克，茯苓25克。

三天复诊，诉喘息好转，胸中憋闷感减轻，双下肢浮肿伴发冷，原方加肉桂10克。

三诊，憋闷喘息均好转，口唇颜色好转，双下肢浮肿稍退，诉晚上可以睡平了，继服上方。

按语：患者表现属支饮范畴，在《金匮要略》中仲景指出"咳逆倚息，短气不得卧，其行如肿，谓之支饮。"关于支饮的治疗，仲景在《金匮要略》痰饮咳嗽病篇中提出："隔间支饮，其人喘满，心下痞坚，面色黧黑，其脉沉紧，得之数十日，医吐下之不愈，木防己汤主之。虚者即愈，实者三日复发，复与不愈者，宜木防己汤去石膏加茯苓芒硝汤主之。"木防己汤方：木防己三两、石膏十二枚（如鸡子大）、桂枝二两、人参四两。上四味，以水六升，煮取二升，分温再服。木防己去石膏加茯苓芒硝汤方：木防己、桂枝各二两，人参、茯苓各四两，芒硝三合。上五味，以水六升，煮取二升，去滓，内芒硝，再微煎，分温再服，微利则愈。

黄师曾言本方的组成"不可理喻"。首先，本方中的石膏是经方中用量最重者，为什么要用如此大量的石膏？《神农本草经》记载："石膏味辛微寒。主中风寒热，心下逆气惊喘，口干苦焦，不能息，腹中坚痛。"因此可治疗方证中的"喘满"和"心下痞坚"。另外从本方症状看，咳、痰、喘、肿加上面色黧黑（类似现代所说的缺氧状态，比如杵状指、口唇紫绀），当属重症，加之石膏质较重，予重剂起沉疴。第二，木防己在本方中用量为三两，也属大剂量。防己在经方中的作用，日本吉益氏在《药征》中有精辟论述："防己主治水也。木防己汤，人参为君，故治心下痞坚而有水者。防己茯苓汤，茯苓为君，故治四肢聂聂动而水肿者。防己黄芪汤，黄芪为君，故治身重汗出而水肿者。仲景氏用防己，未见以为君药者也，而其治水也的然明矣。”第三，桂枝在经方中常用于平冲降逆，喘满可理解为心悸、胸闷、喘促。因此本方证见胸闷、心悸、喘促明显者，黄师均予大剂量桂枝平冲、降逆、定悸。第四，人参可治虚证之气液不足。本方证为脉沉、久病（得之数十日），又提及“虚者即愈”，可知为虚实夹杂之证，故以人参益气补虚。第五，反复发作者，加芒硝峻开坚结，从大便取微利以泄，加茯苓直输水道。正如《金匮玉函经二注》所言：“芒硝味咸寒为血分药，能治痰结，去坚消血癖，茯苓伐肾邪，治心下坚满，佐芒硝则行水之力益倍，故加之。”

从以药测证的思路看，防己可通利关节、利水消肿；石膏可清热平喘、除烦渴；桂枝可平冲定悸降逆；人参可益气生津，除烦止渴。芒硝善于通便散结，茯苓可利水消肿。诸药合用，可治咳喘、水肿、心悸、烦渴、乏力、二便不通等，与现代医学的慢性阻塞性肺病、肺源性心脏病、心力衰竭、风湿性心脏病等较严重的心肺疾病近似。

从方证相应的角度看，“证”应该考虑到疾病、症状、体征和背后的病机。本方证的病机为饮邪内结胸膈、心下，阻滞气机，久则郁热化瘀，反复难愈。本案患者表现的气促、肢肿、口唇紫绀与木防己汤描述的症状极为相似，其痰浊、血瘀、邪热相互搏结的病机与木防己汤饮邪内结、郁热化瘀的病机高度吻合，因此，以本方治疗切中病机、方证对应，丝丝入扣。

（王小艳　潘林平）

十八、寒热并见辨证艰，仲师指路文中寻——发冷汗出案

罗某某，男，77岁，全身汗出半年，复发两月。半年前，患者双足浸水后开始出现全身发冷后出汗，夜间为甚，进行性加重，得衣畏寒不减。当时予四逆汤合桂枝汤，服药后日间恶寒冷汗出缓解。2月前，全身

发冷后出汗再发，无发热，多次测体温未见异常。疲乏，口苦，烧心感，头昏沉重。舌淡，苔黄白厚腻，脉弦细。

处方予柴胡桂枝汤：

柴胡 45 克，白芍 15 克，桂枝 20 克，甘草 10 克，姜半夏 25 克。黄芩 15 克，大枣 5 克，党参 15 克。

7 剂，水煎内服，日 1 剂。

复诊：汗出明显减轻，效不更方，续服 7 剂。

按语：患者半年前因不慎足部着冷水后出现反复冷汗出，畏寒，得衣畏寒不减，日间精神疲惫，与《伤寒论》“少阴之为病，脉微细，但欲寐”相合，乃是阳气不足，阳气不能固护营卫，故出现精神不振，得日间阳气稍缓，阴冷则畏寒汗出甚，当时予四逆汤合桂枝汤。患者服药后，畏寒冷汗出好转，日间基本未见畏寒冷汗出现。本次除全身发冷后出汗外，还有口苦、烧心、头部困重不适感。《伤寒论》第 167 条示：“伤寒六七日，发热微恶寒，支节烦疼，微呕，心下支结，外证未去者，柴胡桂枝汤主之。”柴胡桂枝汤原为太阳、少阳合病而设，本案患者予四逆汤合桂枝汤后，恶寒已减，但出现口苦、烧心不适，正是小柴胡汤之症，小柴胡汤原文“胸胁苦满”与“心下支结”相类似，指胸胁胃脘等部位，支结是支撑胀满，又汗出之症状未完全停止，即所谓“外证未去”，故予柴胡桂枝汤。

刘渡舟的《经方临证指南》中有一病例与之相似：某女，48 岁，周身恶寒，自诉“皮肤有如涂清凉油一般发凉透肤”，同时伴有胃胀、心悸等不适，刘老以柴胡桂枝汤治之，6 剂见效，刘老称“所患之证颇奇”。根据刘渡舟先生总结，柴胡加桂枝汤本在小柴胡汤加减有迹可循，小柴胡汤加减中提及“若腹中痛者，去黄芩，加芍药三两”；“若不渴，外有微热者，去人参，加桂枝三两，温覆微汗愈”；提及到“腹中痛”以及“外有微热”之症，两者合，则是柴胡加桂枝汤。“外有微热”不单单是热，外有热，热在表，表虚营卫不固，则并见有畏寒的表征，故本方具小柴胡汤解郁利枢之功，又兼桂枝汤调和营卫，调理气血阴阳之能。可见《伤寒论》方药及其理论体系经过了千百年的反复实践和检验，具有“超级”大的样本量，具有实用性、高效性和可重复性。

柴胡桂枝汤是取小柴胡汤、桂枝汤之半而成，小柴胡汤可和解表里，调畅枢机；桂枝汤可调和营卫，滋阴和阳，因此本方的用途很广。正如柯韵伯《伤寒附翼》曰：“桂枝柴胡二汤，皆调和表里之剂。桂枝汤重解表，而微兼清里；柴胡汤重和里，而微兼散表。此伤寒六七日，正寒热当退之时，尚见发热恶寒诸表症，更兼心下支结诸里症，表里不解，法当双解之。然恶寒微，则发热亦微可知，支节烦疼，则一身骨节不痛可知，微呕，心下亦微结，故谓之支结。表症虽不去而已轻，里症虽已见而未甚，此太阳少阳并病之轻者。故取桂枝之半，以解太阳未尽之邪；取柴胡之半，以解少阳之微结……外症虽在，而病机已见于里，故方以柴胡冠桂枝之前，为双解两阳之轻剂。”

临床上，黄师常用本方治疗自主神经功能失调、更年期综合征等精神焦虑抑郁、食欲不振又兼见自汗、自觉发热等症状者，也用于风湿性关节炎、类风湿性关节炎等“支节烦疼”又兼见腹痛、恶心、纳差等症状者，尤其是长期用激素后反复发热、汗出，并引起胃肠道症状者，效果尤佳。正如《温知堂杂著》所载：“风湿病肢节烦疼，而有恶风自汗者，用本方，不必拘泥于风湿门中诸方，余近来屡以此方得奇效。”一些过敏性疾患也用本方，如过敏性鼻炎、荨麻疹等。患者表现为对天气变化敏感，天气变化则鼻炎、荨麻疹发作，兼见恶风，自汗，易怒，胸胁苦满等，疗效亦佳。

（钟颖然　潘林平）

十九、身痒风团不得汗，桂枝麻黄合方安——荨麻疹案两则

【案一】张某，女性，53岁，2018年11月9日初诊。偏瘦身材，皮

肤白皙。3 天前，因全身皮肤瘙痒来诊。患者是财务人员，每天在空调房工作长达十多小时，整夏被皮肤瘙痒困扰，发作时皮肤见风团样皮疹，时发时止，苦不堪言，影响睡眠。纳可，二便调。舌红，苔白，脉浮缓。

黄师予桂枝麻黄各半汤加石膏、白鲜皮、地肤子：

桂枝 10 克，麻黄 15 克，杏仁 15 克，赤芍 30 克，大枣 15 克，甘草 30 克，生姜 3 片（自加），石膏 90 克，白鲜皮 30 克，地肤子 30 克。

3 剂，水煎服，翻煎，日 2 次。

2018 年 11 月 13 日复诊：皮肤瘙痒明显减轻，只有胸腹部可见几个散在红点，效不更方，继服 3 剂。

【案二】唐某某，男，49 岁，2019 年 3 月 26 日就诊。头面、手足、全身散在风团样皮疹 1 年余。患者 1 年前出现风团样皮疹，时隐时现，瘙痒，二便正常。舌红，苔薄黄，脉浮。

予以桂枝麻黄各半汤加石膏：

麻黄 10 克，桂枝 10 克，苦杏仁 15 克，赤芍 15 克，甘草 15 克，大枣 15 克，生姜 3 片（自加），石膏 30 克。

7 剂，水煎服，翻煎，日 2 次。

按语：桂枝麻黄各半汤出自《伤寒论》第 23 条，原文："太阳病，得之八九日，如疟状，发热恶寒，热多寒少，其人不呕，清便欲自可，一日二三度发，脉微缓者，为欲愈也。脉微而恶寒者，此阴阳俱虚，不可更发汗、更下、更吐也。面色反有热色者，未欲解也，以其不能得小汗出，身必痒，属桂枝麻黄各半汤。"

瘙痒的辨治，可借六经辨证之法。从六经看，得之八九日，出现疟状，一般考虑病邪已不在表。但再往下看，清便欲自可，考虑不在阳明。其人不呕，考虑不在少阳，但已经出现寒热往来，不在少阳，那就仍是太阳证，发热恶寒仍是太阳表证。故此身痒属太阳病邪不甚但久郁肌表。故得发小汗，解表透达发汗治之。由于无汗不得专用桂枝汤，因为寒少又不得专用麻黄汤，所以张仲景就各取两方的三分之一，调和营卫，刚柔并济。正如尤在泾说："桂枝麻黄各半汤，助正之力，侔于散邪。"仲景所开的"合方"先河，为万世之典范。正如柯琴《伤寒来苏集》所言："两汤相合，犹水陆之师，各有节制，两军相为表里，异道夹攻也。"

从原文可知，本方证的辨证要点为脸红、汗不出、瘙痒。一位中医专家将桂枝麻黄各半汤的临床指征总结为："八九天来脸发红，病邪仍在你身中；桂枝一半麻黄半，两样平分即见功。"可谓一语中的。临床所见，对无汗、遇冷水或冷风刺激瘙痒加重的患者，本方特别有效。若有口干口苦、舌红苔黄等热象，则加石膏等清热之品。

麻黄之用量，大青龙汤中为六两，麻黄汤中为三两，而本方仅为一两。其量之不同者，是为病之轻重不同。章楠在《伤寒论本旨》指出："此方虽名麻桂各半，而桂枝重于麻黄，意在以和为主，佐开腠泄邪。盖桂枝汤本是调和营卫之法，因其感邪不重，为日已多，风寒互持，脉微正虚，不能作汗，发如疟状。而热多寒少，是以桂枝汤之调营卫治风邪为主，佐麻杏开腠以解寒，与大青龙之两解风寒者相类而不同，彼因邪重，表阳郁而烦躁，故重用发表，佐以清里，此邪轻正虚，故以小剂和解之。"经方并非一味追求大剂量，根据病情该大就大，该小就小，此病轻量小之方就是明证。

本方与桂枝二麻黄一汤药物组成一样，但因剂量不同，功效有异，因此方名也有所改变，是《伤寒论》中"同药异方"的代表方之一。类似的例子还有小承气汤与厚朴三物汤；桂枝汤与桂枝加桂汤、桂枝加芍药汤；半夏泻心汤与甘草泻心汤；四逆汤与通脉四逆汤等。可见经方对剂量与病证相应的严谨，与时方有明显差异。对应病情不同，病机有所转变，即要调整药物的剂量，改变方剂的功效，并给出不同的方名，这些鲜明的特点是经方所独有的。

案一的患者夏季发病，本应汗出多，可患者天天在空调房，不得汗出，则发为身痒，符合桂麻各半汤方证。加入白鲜皮、地肤子为黄师的经验用药，此二味药可加强止痒的功效，患者舌红，加入石膏清热。案二患者舌红，苔薄黄，故加入石膏清热。我们也多次使用此方治疗荨麻疹、过敏性皮炎等，并加入地肤子、白鲜皮等祛风止痒之品，取得满意效果。此外，甘草有修复黏膜、调节免疫、减轻瘙痒的作用，比如甘草泻心汤可治疗上蚀于喉、下蚀于阴的狐惑病，因此常重用至15～30克。“仲景之道，至平至易；仲景之门，人人可入”，绝非虚言。

（孙燕　王媛媛）

二十、拓宽思路，扩大经方使用范围——慢性湿疹案

黄某某，男性，33岁，2年前开始出现全身皮肤散在皮疹，以前胸、后背分布较多，局部有脱屑，皮肤干燥，瘙痒明显，多次在外院就诊，诊断为慢性湿疹，予药膏外用等治疗，病情时常反复，深为所苦。就诊时前胸、后背可见散在红色皮疹，局部脱屑，皮肤干燥，瘙痒，口干，汗出，大便干。舌红，苔干，脉细数。

处方予以防己地黄汤加麻黄：

防己25克，防风15克，生地黄120克，桂枝20克，甘草15克，麻黄12克，

每日一剂，加水煎至200～400mL，分早、晚二次温服。

配合外用洗剂，方如下：

苍术30克，苦参30克，花椒30克，甘草30克。

每日一剂，水煎至500～1000mL，外洗患处。

二诊，诉皮疹情况无明显改善，黄师将原方中的麻黄加至15克（先煎），余药同前。

三诊，诉皮疹情况较前减少，瘙痒情况较前缓解，但诉小便时有艰涩难尽，遂将麻黄再次减量至12克，继续服药。

四诊，诉暂未见新发皮疹，继续原方，随诊。

按语：防己地黄汤是黄师在临床中经常应用的一首方子。防己地黄汤出自《金匮要略·中风历节病脉证并治第五》："治病如狂，妄行，独语不休，无寒热，其脉浮。"组方：防己一分，桂枝三分，防风三分，甘草一分，上四味，以酒一盅，浸之一宿，绞取汁，生地黄二斤，㕮咀，蒸之如斗米饭久，以铜器盛其汁，更绞地黄汁，和分再服。根据条文的"病如狂，妄行，独语不休"，本方多用于治疗精神症状及认知障碍，常用于治疗痴呆、癫痫、精神分裂症等。

但在本案中，黄师以此方治疗皮肤病。防己地黄汤因重用生地是一首滋阴养血的方，可治疗阴虚津枯导致的各类病症。徐灵胎谓《金匮要略》防己地黄汤能治血中之风，防己地黄汤前面的条文提到了痒疹的治疗。"寸口脉迟而缓，迟则为寒，缓则为虚，荣缓则为亡血，卫缓则为中风。邪气中经，则身痒而瘾疹。心气不足，邪气入中，则胸满而短气"。"身痒而瘾疹"多见于荨麻疹、湿疹、神经性皮炎、老年性皮肤干燥症等，特别是皮肤干燥症，多为阴虚日久，津液不足，皮肤干燥，脱屑比较明显者。常用大剂量生地，用 60 ～ 120 克，甚至 180 克。此患者使用防己地黄汤的依据在于：中年男性，反复皮疹，局部脱屑，皮肤干燥，瘙痒，口干，舌红、少苔、脉细数，故辨证为阴虚风燥证，予以防己地黄汤滋阴润燥、祛风止痒。方中重用生地黄养血清热；少佐防己、防风、桂枝、甘草辛甘发散以疏风散邪，共奏养血祛风清热之功。仲景使用地黄分干、生两种入药，其中生地黄还有用汁与用体之别。干地黄偏于补，故治疗虚证多用之；鲜生地黄则偏于清热凉血。针对病情较长，反复发作的难治性皮肤病，黄师善加一味麻黄，取麻黄破癥瘕积聚，善治顽疾的功效，但麻黄可能会引起心律失常、失眠、尿潴留等不良反应，所以一定要留意患者有无上述反应，及时调整剂量及服药时间、方法。

皮肤瘙痒是临床常见病，黄师常用桂麻各半汤、甘草泻心汤、防己地黄汤等，对于这些方剂的鉴别运用，一定要掌握它们的主治病证机理。以风寒郁表为主的，予桂麻各半汤小发其汗。以湿热为主，皮肤渗液较多的予甘草泻心汤。若患者以阴血亏虚为主，不可以发汗为法，以免犯虚虚实实之戒：《伤寒论》87条："亡血家，不可发汗，发汗则寒慄而振。"防己地黄汤用大剂量的生地滋养阴血，仅以小剂量的桂枝、防风、防己解表祛风。观其脉证，知犯何逆，随证治之。

（王小艳　潘林平）

二十一、"此一方而数方俱焉，精义备焉，诚治历节病之圣方"——类风湿性关节炎案

高某某，女，38岁，反复四肢肿痛2年余。反复四肢关节疼痛、肿大，天气变化时加重，伴关节变形。外院诊断为类风湿性关节炎。近期关节肿痛发作，手指关节酸痛肿胀，右膝关节疼痛明显，肢体重着，疲倦乏力，精神差。

处方予以桂枝芍药知母汤加防己、薏苡仁：

桂枝15克，白术25克，白芍15克，麻黄10克，知母20克，甘草20克，熟附子25克（先煎），防风15克，生姜3片（自加），防己25克，薏苡仁30克。

7剂，水煎服，翻煎，日2次。

复诊：诉诸症减轻，精神较前好转，续服上方。

按语：桂枝芍药知母汤见于《金匮要略·中风历节病脉证并治》："诸肢节疼痛，身体尪羸，脚肿如脱，头眩短气，温温欲吐，桂枝芍药知母汤主之。"本方所治之痹，为正气亏虚，风寒湿邪久羁不愈，蕴郁化热，即《类证治裁》所说的"初因风寒湿邪郁痹阴分，久则化热攻痛"之证。风湿着于筋骨，流注于肢节，阻碍气血流通，故肢节疼痛而肿大。但风湿具有游走性，犯上则头眩短气，犯中则温温欲吐，流注于下则脚肿如脱。临床表现为虚怯瘦弱，诸肢节疼痛，指、腕关节肿痛变形，或肘膝

关节如梭状，头眩短气，下肢肿胀。

本方可看作桂枝加附子汤、麻黄加术汤合方再加防风、知母。桂枝加附子汤表现为桂枝汤证加附子证，能治恶风、自汗、关节冷痛。麻黄加术汤属麻黄类方，也是治疗关节肿痛的处方，适用于恶寒无汗、肌肉关节酸痛、浮肿等证。诸药各有所主，正如《金匮玉函经二注》所言："湿多则肿，寒多则痛，风多则动，故用桂枝治风，麻黄治寒，白术治湿，防风佐桂枝，附子佐麻黄、白术；其芍药、生姜、甘草亦和发其荣卫，如桂枝汤例也。知母治脚肿，引诸药祛邪益气力，附子行药势为开痹大剂。"

本方病机为正气亏损，湿瘀热互凝痹阻筋脉，兼顾了虚、风、寒、湿、热等多个方面，正如清·李彣在《金匮要略广注》中之称赞："此一方而数方俱焉，精义备焉，诚治历节病之圣方。"符合很多颈肩腰腿痛、类风湿性关节炎、风湿病、鹤膝风等患者的特点。

黄师在临床常用本方治疗痹证。本患者病程长，精神疲倦，乏力，四肢关节肿痛反复发作，黄师给予桂枝芍药知母汤，加入防己、薏苡仁加强祛风除湿。麻黄有良好的止痛效果，在麻黄汤八证中，有四证是痛证，因此在使用本方时，若患者疼痛明显，可将麻黄逐渐加量，一般可从12克开始，每次增加3克，先煎半小时。因本方证者身体羸弱，加量过程中应严密观察是否有心悸、烦躁、失眠等不良反应。知母在此方中的作用有三，一是消肿，《神农本草经》谓知母"主治消渴热中，除邪气，肢体浮肿，下水，补不足，益气"。与原文"脚肿如脱"相合。二是历节病一般病程较长，在病机转归过程中有化热之势，知母用于清热。三是养阴，防止防风、桂枝、麻黄、附子等药物辛热燥烈伤阴。知母在本方的作用不容小觑。

对于痹证者，只要符合身体虚弱、关节疼痛、关节变形、下肢浮肿即可考虑运用。若患者诉肿大的关节与消瘦的身体好像脱离了一样，即仲景所称的"脚肿如脱"，则特异性指征更为明确，必选本方。

（王媛媛）

二十二、治抑郁不只是疏肝——妇人情绪低落案

29岁青年女性王某，6年前开始出现情绪低落，常欲哭泣，幻听、幻觉，偶有胸闷，眠差，多梦，二便调。舌淡，苔白，脉细。

处方甘麦大枣汤加百合：甘草30克，浮小麦60克，大枣20克，百合60克。

服药三剂后，情绪低落、常欲哭泣明显改善，幻听、幻觉减少。

按语： 甘麦大枣汤见于《金匮要略·妇人杂病脉证并治第二十二》："妇人脏躁，喜悲伤欲哭，象如神灵所作，数欠伸，甘麦大枣汤主之。"本方组成为甘草三两、小麦一升、大枣十枚；上三味，以水六升，煮取三升，温分三服；亦补脾气。本条论述了脏躁的证治，本病多由情志不舒或思虑过多，郁而化火，伤阴耗液，心脾两虚所致，一般表现有情志不宁、无故悲伤欲哭、频作欠伸、神疲乏力等症。治用甘麦大枣汤补益心脾，宁心安神。方中小麦养心安神，甘草、大枣甘润补中缓急，使脏不躁则悲伤叹息诸症自去。此方证的特征性表现为"喜悲伤欲哭"，有此症状者用之，每多获效。

关于脏躁的病理，不能如一般注释家以子宫血虚来解释。有些学者认为脏躁的发病原因，多由情志抑郁，或思虑过度，以致心脾受损、脏阴不足而成，是比较合理的。《金匮要略》于甘麦大枣汤煎法服法之后，有"亦补脾气"一句，有注释家认为是后世所加而主张删去。心主神明，悲伤欲哭，像如神明所作，是病与心有关。但心与脾有密切的关系，甘麦大枣汤所治的情志之病往往兼见脾虚之证。甘草、小麦、大枣三药确有补养心脾的作用。通常用小麦的成熟果实就可以，用小麦未成熟时的干瘪果实"浮小麦"取代，益气除热之余还可以敛汗、止汗。黄师在该患者中加了百合，取百合地黄汤之意。百合地黄汤为治疗百合病的代表方。百合病无论外感热病，或内伤七情之变，表现皆与现代医学的抑郁

症相符。百合在《神农本草经》中记载："味甘平；主邪气腹胀心痛，利大小便，补中益气。"现代多认为百合能宁心安神，与甘麦大枣汤相当合拍。

本案即现代的抑郁症。抑郁症的临床表现复杂多变，既有精神障碍，又有躯体功能障碍，其核心症状包括：抑郁心境、兴趣丧失、精力减退、自我评价低、精神运动迟滞、有自杀观念和行为、昼夜节律改变、睡眠障碍、食欲下降和性欲减退。此外抑郁症患者还可能有消化、心血管、泌尿、神经、呼吸等系统的一系列躯体症状。从中医的角度看，抑郁症既是情志的疾患，也涉及到五脏六腑、气血阴阳，症状表现千变万化，仲景在《伤寒论》《金匮要略》的多个章节中表述了本病的辨治。①百合病:《金匮要略》有"辨百合病脉证并治"专篇，概括了百合病的精神、饮食、睡眠、行为、言语、感觉的失调，与抑郁症的主要症状极为相似。同时论述了百合病的治疗原则，并拟定了百合地黄汤、百合知母汤为代表的六首方剂。②《金匮要略》中奔豚气、惊悸、脏躁、梅核气、肝着等均类似于抑郁症。③散见于仲景书各章节中有关的精神症状，此类症状有类似现代医学各种急慢性疾病合并的抑郁症状，也有类似抑郁症的躯体症状，如胸腹部有明显上冲感、搏动感，如气上冲、心下悸、脐下悸、心动悸、奔豚、脐上筑等描述。或有自觉心中烦乱、坐卧不安、失眠、睡眠障碍等精神情绪的表现如烦、烦躁、躁烦、懊憹、心烦喜呕、虚烦不得眠、郁郁微烦、心中烦不得卧、谵语等。

《伤寒论》中对此类症状的描述更广，所及范围更大，制定有桂枝甘草龙骨牡蛎汤、栀子豉汤、黄连阿胶汤、柴胡加龙骨牡蛎汤。更有甚者表现为类似现代医学的"有精神病性症状的抑郁症"或"重性抑郁发作"，有幻觉、幻听、妄想、紧张综合症等精神病性症状的描述，例如：如有神灵（百合病）、象如神灵（脏躁）、独语如见鬼状（大承气汤证 212 条）、妄行、独语不休（防己地黄汤证）、喜忘（抵当汤 237 条）、其人发狂（桃核承气汤 106 条、抵当汤 124 条）、惊狂（救逆汤）。抑郁症常伴消化系统症状和躯体障碍症状如：下利、腹痛、支节烦痛、一身尽重、不可转侧、眩晕、肢麻等，如四逆散证，临床所见紧张型体质的人，往往遇事手足冰凉，手心汗多。条文中所述“或咳、或悸、或小便不利、或腹中痛、或泄利下重”等症状皆可认为是神经精神症状。

黄师运用经方治疗抑郁症，重点有二,一为炙甘草汤，一为柴胡加龙骨牡蛎汤。炙甘草汤阴阳俱虚，以悸为切入点，可引申扩大到气上冲、脐下悸、心下悸、心动悸、惊恐不得眠、不得卧、虚烦等证。方剂可分为阴虚、阳虚。阳虚者方如桂枝甘草汤、桂枝汤、桂枝加桂汤、苓桂甘枣汤、苓桂术甘汤、苓桂味甘汤、小建中汤、桂甘龙牡汤、桂枝去芍药加蜀漆龙牡救逆汤等。阴虚者以生地养阴之剂为切入点，可引申扩大到百合地黄汤、防己地黄汤、甘麦大枣汤、酸枣仁汤、黄连阿胶汤等。柴胡加龙骨牡蛎汤以气郁为主，以“胸胁苦满”为切入点，引申到心烦、懊侬、谵语等，以柴胡加龙骨牡蛎汤为主，涉及到小柴胡汤、四逆散、桂甘龙牡汤、半夏厚朴汤、旋覆花汤、旋覆代赭汤、栀子豉汤等方。

（黄世祺　潘林平）

二十三、精神疾病症状多，辨证眼目不可忘——小儿抽动症案

患儿男，6 岁 4 月，1 年前开始出现烦躁，多动，表现为频繁的眨眼、撇嘴、口中怪叫、摇头、摇摆身体、坐立不安，易惊吓，精神紧张时症状明显加重，夜间睡眠差，易惊醒，手脚抽动，喉中不停怪叫，曾到北京就诊，诊断为“小儿抽动症”。家属诉 1 年来症状无明显缓解，主要为烦躁、多动、口中怪叫，夜间睡眠易惊醒。平素体质较差，易外感，肠胃虚弱，大便较烂，经常腹泻。家属诉其有一大 2 岁的姐姐，4 岁时发病，症状基本相同，同时诊断为“小儿抽动症”。2019 年 7 月 13 日初诊，症状同家属所述。

处方以柴胡加龙骨牡蛎汤去大黄，加地龙、白芍，以磁石易铅丹：

柴胡15克，黄芩15克，党参30克，姜半夏15克，大枣15克，茯苓25克，桂枝5克，龙骨30克（先煎），牡蛎30克（先煎），磁石30克（先煎），白芍25克，地龙10克。

日一剂，加水煎至200～400mL，日服2次。

7月20日复诊，因患儿1天前出现发热，体温39℃，予以黄芩紫草汤。

7月27日三诊，患儿发热已退，家属诉多动，喉间怪叫，夜眠尚可，未出现腹泻。给予初诊方口服。

8月14日四诊，家属诉感觉较前安静一些，喉间怪叫少了很多，睡觉安静，效不更方。

按语：《伤寒论》107条云："伤寒八九日，下之，胸满烦惊，小便不利，谵语，一身尽重，不可转侧者，柴胡加龙骨牡蛎汤主之。"本方由柴胡、黄芩、半夏、人参、生姜、大枣、大黄、茯苓、桂枝、龙骨、牡蛎、铅丹组成。对本条的理解，成无己在《注解伤寒论》所言深得要领："伤寒八九日，邪气已成热，而复传阳经之时，下之虚其里而热不除。胸满而烦者，阳热客于胸中也；惊者，心恶热而神不守也；小便不利者，里虚津液不行也；谵语者，胃热也；一身尽重不可转侧者，阳气内行于里，不营于表也。与柴胡汤以除胸满而烦，加龙骨、牡蛎、铅丹，收敛神气而镇惊；加茯苓以行津液、利小便；加大黄以逐胃热、止谵语；加桂枝以行阳气而解身重。错杂之邪，斯悉愈矣。"

本方即半量小柴胡汤去甘草加龙骨、牡蛎、桂枝、茯苓、铅丹、大黄而成，共有12味药，在经方中已属药味较多的"大方"，应复杂的证情而设，分析先从方药入手。本方由小柴胡汤变化而来，小柴胡汤主治"伤寒五六日中风，往来寒热，胸胁苦满，嘿嘿不欲饮食，心烦喜呕，或胸中烦而不呕，或渴，或腹中痛，或胁下痞鞕，或心下悸、小便不利，或不渴、身有微热，或咳者"。"胸满烦"正是小柴胡汤的主证，故以小柴胡汤为基础。龙骨、牡蛎相配常用于重镇安神，比如在《伤寒论》118条的桂枝甘草龙骨牡蛎汤中治疗“烦躁”，112条的桂枝去芍药加蜀漆牡蛎龙骨救逆汤中治“亡阳，惊狂，卧起不安”。桂枝有平冲降逆之效，比如桂枝甘草汤可治疗“其人叉手自冒心，心下悸，欲得按”，仲景治疗“悸”“惊”“气上冲”每用茯苓、桂枝相配的苓桂剂，本证的“惊”正是此意。因铅丹有毒，故有些医家用生铁落代替，而黄师喜用磁石代替，均有重镇潜阳安神之功效。诸药相配，可和解少阳，宣畅气机，安神定志。

简而言之，本方以“胸满烦惊”为辨证眼目，尤其适用于以胸满（胸闷、胸痛）、烦惊（心烦、烦躁、失眠、惊悸）、谵语、小便不利（小便频急，紧张型的患者多见）、一身尽重、不可转侧（精神倦怠，反应迟钝，甚至木僵型的精神症状）等表现为主的癔病、神经官能症、焦虑症、更年期综合征等精神情志类疾病。临床上必有情绪不宁或神志错乱之证，投之才能获效。

本案为小儿抽动症，即小儿抽动秽语综合症，还叫小儿多动症，是一种慢性神经精神障碍性疾病，患者多不自主地出现抽动，同时伴有秽语表现，多发生在4～12岁的儿童，病因不明，有遗传倾向，故患者的姐姐患有同样的疾病，治疗上选用镇静类药物及心理治疗，西医治疗手段有限，且疗效不显著。黄师根据患儿出现烦躁、躁动的证候，应用柴胡加龙骨牡蛎汤调畅气机、镇静安神。《伤寒论》热结膀胱、热入血室、蓄血证等均有“发狂”“如狂”之证，所以烦躁为主的精神疾病，可考虑活血下瘀之法，故加用地龙。

（王小艳　潘林平）

二十四、急重用简仲景意，单捷小方取效速——突发耳鸣案

林某，女，68岁，耳鸣不适2周。患者于2周前感冒后突然出现耳

鸣，呈双耳持续性耳鸣，伴头晕，二便可。舌淡红，苔白，脉滑。

处方予以泽泻汤：泽泻 120 克，白术 20 克。

水煎服，翻煎，日 2 次。

服药 3 剂后，耳鸣、头晕改善。

按语：泽泻汤出自《金匮要略·痰饮咳嗽病脉证并治第十二》："心下有支饮，其人苦冒眩，泽泻汤主之。"理解仲景原文，需要抓住"苦冒眩"三字，其中，苦字，突出了患者莫能言状、持续而强烈的痛苦，为"冒眩"不适所苦。冒，为帽的古字，有戴、覆、盖、罩、蒙等意义。冒眩，即头晕目眩，如觉有帽在头，有重压感、沉重感，也有如物蒙罩，眼前发黑等。所谓心下有支饮，因支饮表现多样，并非只有泽泻汤能够治疗支饮，比如葶苈大枣泻肺汤可治疗"支饮不得息"，木防己可治疗膈间支饮，厚朴大黄汤可治疗"支饮胸满"等。但是治疗支饮上犯头目而出现眩晕，泽泻汤实属首选。在辨证上，本方除了要把握"苦冒眩"的证候特点，还要审察舌脉。水饮之舌质应淡胖，舌苔水滑或白滑，水饮之脉多滑。

在使用泽泻汤时，需要特别注意泽泻的用量，原文为泽泻五两。黄师指出，泽泻非重用不能止眩晕。根据后世出土的文物考证，经方中的 1 两约等于现今的 15.6 克，泽泻 5 两大约是 78 克，黄师用此方时常用 90 ～ 120 克泽泻。请教之，黄师云，用 60 ～ 70 克固然可以，但是对于重症眩晕、持续性耳鸣等往往起效慢，尝试增加剂量，疗效随之增加。后世《药性赋》云："泽泻利水通淋而补阴不足。"可见泽泻性如猪苓，利水而不伤阴，长期使用亦未见有副作用。

泽泻汤是后世"无痰不作眩"的始端，但未被广泛应用，后世医家反而另辟半夏白术天麻汤之类。就组方而言，泽泻汤之简洁匠心独运，体现了经方急、重用简的思路。《内经》曰："间者并行，甚者独行。"仲景方中急重之症，药少精而力专。原因是急、重之证，药重而用宏，直达病所，解决主要矛盾。此外，药少则用水少，煎煮时间不用太长，利于救治。对于急危重症，仲景或以二三味为方，或以水二升或四升，煎取一二升，采取急煎急服的办法。比如以回阳救逆为目的四逆汤类方，如："少阴病，脉沉者，急温之，宜四逆汤。"方用：附子一枚（生，破八片）、干姜一两半、甘草二两（炙）。以水三升，煮取一升二合。分温再服。而干姜附子汤、通脉四逆汤、白通汤、白通加猪胆汁人尿汤等，都是单捷小剂。泽泻汤之治苦冒眩者，冒眩较重，不堪其苦也，用泽泻汤（泽泻五两、白术二两），相对量重而味少，其煎法也是"以水二升，煮取一升"。不像炙甘草汤："以清酒七升，水八升，取三升"。用水、酒共十五升，则煎煮时间长矣。既然水饮为病，为什么不用苓桂术甘汤等温药以化饮？这是因为泽泻汤药少力专，能单刀直入而使饮去。如果用苓桂术甘汤，则稍嫌其甘缓而效慢，但服泽泻汤后，水饮之邪已减，继服苓桂术甘汤而善后，则不失为妙法。

泽泻汤临床治疗还不止眩晕一证，还可治疗饮邪上冒所致的头痛，头沉，耳鸣，呕吐等。清人林丰礼曾说："心者阳中之阳，头者诸阳之会。人之有阳气，犹天之有日也，天以日而光明，犹人之阳气会于头，而目能明视也。夫心下有支饮，则饮邪上蒙于心，心阳被遏，不能上会于巅，故有头冒目眩之病……故主以泽泻汤。"借引先贤吴鞠通及曹颖甫医案各一则，相互印鉴：

乙酉五月初十日，陈，51 岁。人尚未老，阳痿多年。眩晕昏迷，胸中如伤油腻状，饮水多则胃不和，此伏饮眩冒也。先与白术泽泻汤逐其饮，再议缓治湿热与阳痿。岂有六脉俱弦细，而恣用熟地、久服六味之理哉！冬于术二两，泽泻二两，煮三杯，分三次服。已效而未尽除，再服原方十数帖而愈。(《吴鞠通医案》)

管右，住南阳桥花场。九月一日咳吐沫，业经多年，时眩冒，冒则呕吐，大便燥，小溲少，咳则胸满，此为支饮，宜泽泻汤。泽泻一两三钱，生白术六钱。(《经方实验录》)

（钟颖然　潘林平）

二十五、用“续命”来续命，麻黄是关键——颈髓损伤案

潘某某，老年男性，70岁，2019年6月28日初诊，四肢乏力6月余。患者于2018年12月15日因在外不慎跌倒，头部着地，即出现头晕伴四肢乏力，后在外院行相关检查后诊断为“脊髓损伤，颈椎管狭窄症，创伤性颈椎间盘突出症”，后在外院行“颈5/6、6/7椎间盘切除并颈椎融合术”，术后四肢乏力情况好转，但遗留双上肢持握乏力，下肢可短暂站立，行走困难。近1周患者自觉头晕明显，遂来就诊。目前症见：神志清楚，自诉头晕，精神疲倦，四肢乏力，双上肢持握乏力，下肢可短暂站立，行走困难，小便正常，大便干结。舌淡暗，苔薄白，脉细涩。

处方予以续命汤去人参、干姜、杏仁，加黄芪、泽泻、白术：

麻黄15克（先煎），桂枝15克，生石膏30克，川芎10克，当归20克，甘草10克，黄芪120克，泽泻120克，白术15克。

每日一剂，加水煎至200～400mL，日服2次。

按语：续命汤为《金匮要略·中风历节病脉证并治》的附方，原文：“治中风痱，身体不能自收持，口不能言，冒昧不知痛处或拘急不得转侧。”方后云：“并治但伏不得卧，咳逆上气，面目浮肿。”组成：麻黄、桂枝、当归、人参、石膏、干姜、甘草各三两、川芎一两、杏仁四十枚，上九味，以水一斗，煮取四升，温服一升，当小汗，薄覆脊，凭几坐，汗出则愈，不汗更服，无所禁，勿当风。治“中风痱”，是续命汤的“证”；“身体不能自收持”，肌力下降，肌张力异常；“冒昧不知痛处”，指感觉障碍；“口不能言”，指言语謇涩，吞咽功能障碍；“拘急不得转侧”，指肌张力增高及伴发神经性疼痛等症状。

续命汤治“中风痱”，正如尤在泾所说：“痱者废也，精神不持，筋骨不用，非特邪气之扰，亦真气之衰也。”方中麻黄为主药，辛散祛邪，破除坚聚，《神农本草经》谓：“麻黄，味苦，温。主中风，伤寒头痛；瘟

疟，发表出汗，祛邪热气；止咳逆上气，除寒热，破癥坚积聚。”续命汤用麻黄是取其温散宣通、振奋沉阳的效果。麻黄、杏仁、甘草组合成为还魂汤，还魂汤载于《金匮要略·杂疗方》:“救卒死，客忤死，还魂汤主之。”后人称为“起死回生之神剂”，有振奋沉阳的功效。现代药理认为，麻黄中含有的麻黄碱具有兴奋中枢神经功能的作用，能引起大脑皮层和脊髓的兴奋性。故黄师认为续命汤是以还魂汤为基本方，而非大众认为的麻黄汤或大青龙汤的变方。在配伍方面，桂枝辛散通里，与麻黄相须为用，能够增强麻黄辛散通血脉之力，并能平冲定悸，减少麻黄引起心悸的副作用。当归味甘性温，能养血活血，川芎辛温香窜，善活血化瘀。《本草纂要》言:“芎、归同用，可以养心血而通瘀血。”

续命汤以麻黄为主药，功效为振奋沉阳，温经通隧，结合桂枝温阳通脉，当归、川芎养血活血，对中风具有较为广泛的适应性。根据方证对应的原则，续命汤的治疗范畴可扩大至神经系统脱髓鞘病变（如多发性硬化、格林－巴林综合征等）及神经肌肉病变（如运动神经元病、重症肌无力、多发性肌炎）及脊髓病变等，这些疾病的共同特色均为肢体肌肉萎软无力，均为“痿证”。历来治痿多以虚出发，脏腑气血亏虚，阳气虚惫，气机不和，而续命汤在补气养血的基础上振奋沉阳，温通经脉，使气血和，经络通，缓解肢体肌肉萎软无力。麻黄的用法用量是取得疗效的关键。关于麻黄的用量，黄师一般从小剂量 12 ～ 15 克起始，根据患者的反应逐渐加量，一般以 3 克作为递增用量。大剂量麻黄必须先煮，并且与桂枝相配伍，在经方中，桂枝平冲定悸，可减轻麻黄导致心悸的副作用。密切观察服药后的反应，若患者服药后出现心烦不寐，嘱中午前服药，若出现明显心悸等不适，终止或减少剂量。

本患者因外伤后导致颈部脊髓损伤出现四肢无力，属于痿病的范畴，使用续命汤温阳补气，疏通经脉，同时加用大剂量黄芪大补元气，因近期自觉眩晕不已，加用泽泻、白术组为泽泻汤，取自“其人苦冒眩，泽泻汤主之”之意。

（王小艳）

二十六、相似症状细甄别，煎服方法遵师尝——心烦不寐案

刘某某，女，74岁，因“睡眠欠佳1周余”就诊，自诉近1周睡眠欠佳，入睡困难，烦躁，间有心悸，短气乏力，口干，胃纳一般，二便可。舌红，苔少而干。既往有冠心病病史。

黄师予黄连阿胶汤合桂枝甘草汤：

黄连15克，黄芩15克，阿胶15克（烊化），鸡子黄1个，白芍15克，桂枝30克，甘草15克。

阿胶单独烊化，其他药煎成汤药后，把烊化好的阿胶兑入汤药中，最后待汤去滓，待药稍凉后加入鸡子黄，搅拌后服之。

服药4剂后睡眠好转，心悸改善；继服前方3剂，睡眠明显改善。

按语：黄连阿胶汤出自张仲景《伤寒论》第303条：“少阴病，得之二三日以上，心中烦，不得卧，黄连阿胶汤主之。”组成为黄连四两、黄芩二两、芍药二两、鸡子黄两枚、阿胶三两。方中黄连、黄芩味苦，清热泻火而不损心气，使心火得以下降，正所谓“阳有余，以苦除之”；芍药、阿胶、鸡子黄滋肾阴，亦即“阴不足，以甘补之”。其中鸡子黄为血肉有情之品，可以滋补心肾之阴，需生用，徐灵胎《伤寒论类方》云：“此少阴传经之热邪，扰动少阴之气，故以降火养阴为治，而以鸡子黄引药下达。”黄师强调运用本方治疗失眠时鸡子黄不可缺。本方煎法必须向患者详细交代，否则影响疗效。一是要将阿胶单独烊化，其他药煎成汤药后，把烊化好的阿胶兑入汤药中；二是鸡子黄不能与药同煎，应待汤药去滓稍凉后纳入汤中，搅拌相得服之。因此方既有阿胶、鸡子黄等血肉有情之品，又有黄芩、黄连等苦寒之药，既腥又苦，应提前告知患者，不必因此惧怕。本案中因患者有心悸，加桂枝甘草汤定悸。

结合跟师学习和临床实践，笔者体会到黄连阿胶汤证主要有心烦、不寐、下利、便脓血、血证、腹痛这些主证。

1. 心烦、不寐

《伤寒论》第303条“少阴病，得之二三日以上，心中烦，不得卧，黄连阿胶汤主之”，从本条文中不难看出黄连阿胶汤证最主要的方证是“心中烦，不得卧”，黄师认为“不得卧”应是经方失眠中症状最严重的，而且黄连阿胶汤用治失眠，症状越严重，越典型，疗效越好。《肘后百一方》也有记载：“治大病瘥后，虚烦不得眠，眼中疼痛，懊恼方。黄连四两，芍药二两，黄芩一两，阿胶三小挺，水六升，煮取三升，分三服，亦可纳鸡子黄两枚。”

治疗心烦、不寐症状时与黄连阿胶汤作用相似的仲景方还有栀子豉汤、猪苓汤、酸枣仁汤、柴胡加龙骨牡蛎汤。

（1）栀子豉汤：栀子豉汤方证的临床症状包括虚烦不得眠，心中懊侬，难以名状；或胸中窒，心下濡；或心中结痛，饥不欲食；或身热、手足温，但头汗出；或反复颠倒，舌红苔黄。“虚烦”者，是无形邪热郁于胸膈，蕴郁心胸，扰乱心神则致心烦、失眠。“虚”旨在说明里无实证。故本方证心下部按之软而不硬满，也不拒按。多伴见心胸烦闷，舌红苔黄等，治宜清宣郁热。仲景清宣郁火，不用黄连，而用栀子。是“火郁发之”之意。黄师在临床上或将本方单独使用，或与其它方剂如小柴胡汤联合运用，效果很好。如果加入阿胶等品，反添滋腻，不利于郁热的宣散。

（2）猪苓汤：猪苓汤虽然也可以治疗“心烦不得眠”，但因其病机是热与水结、伤及阴血，所以一定会有“脉浮发热，渴欲饮水，小便不利”或淋漓尿血等证，临床上常用此方治疗泌尿系统感染，对泌尿系感染兼见失眠、心烦者，此方为首选。

（3）酸枣仁汤：酸枣仁汤“虚劳虚烦不得眠”，当有虚劳、虚烦症状。若劳心过度，伤心耗血；或妇女崩漏日久，产后失血；病后体虚，或术后出血，以及老年人气虚血少等等，均能导致气血不足，无以奉养心神而致不寐。治疗肝血不足引起的失眠，酸枣仁汤为代表方。需要注意的是，用此方时酸枣仁必须重用，一般用30克，有时会用到60克，量少则无效。

（4）柴胡加龙骨牡蛎汤：柴胡加龙骨牡蛎汤见于《伤寒论》第107条："伤寒八九日，下之，胸满烦惊，小便不利，谵语，一身尽重，不可转侧者，柴胡加龙骨牡蛎汤主之。"本方即半量小柴胡汤去甘草加龙骨、牡蛎、桂枝、茯苓、铅丹、大黄而成，共有12味药，在经方中已属药味较多的"大方"。本方以小柴胡汤为基础，最重要的方证是胸满烦惊。胸满即胸胁苦满，这是柴胡证最具特征性的症状。大黄用于除烦热，意不在通便。苓甘五味加姜辛夏仁大黄汤条文："若面热如醉，此为胃热上冲熏其面，加大黄以利之。"大黄也是除面热之意。茯苓、桂枝用于平冲定悸。仲景以"悸""惊""气上冲"每用苓桂剂，本证"惊"正是此意。龙、牡、铅丹：重镇安神，方中铅丹有毒，可用磁石或代赭石代替。黄师常用柴胡加龙骨牡蛎汤治疗抑郁症、焦虑症、神经官能症的患者，而这些患者往往伴有失眠症状。仲景对于失眠相关的各"方证"的描述，绘声绘色，细致入微，临证当审证辨机，因证遣方。

2. 下利、便脓血、血证、腹痛

《辅行诀脏腑用药法要》中载："小朱鸟汤。治天行热病，心气不足，内生烦热，坐卧不安，时时下利纯血如鸡鸭肝者方。""大朱鸟汤。治天行热病重下恶毒痢，痢下纯血，日数十行，羸瘦如柴，心中不安，腹中绞急，痛如刀刺。"后人看来，因组方一致，其中小朱鸟汤即黄连阿胶汤，大朱鸟汤即黄连阿胶汤加人参、干姜。《类聚方广义》载："本方治久痢，腹中热痛。心中烦而不得眠，或便脓血者。"李中梓也有关于黄连阿胶汤治疗下利脓血的论述。《温病条辨》载："春温内陷下痢……加减黄连阿胶汤主之。"柯琴认为"表里热极，阳盛阴虚，必伤阴络。故仍不大便者，必有蓄血，热利不止，必大便脓血矣。宜黄连阿胶汤主之"。汤本求真[1]认为本方"治诸失血证，胸悸身热，腹痛微利，舌干唇燥……面无血色，或面色热潮红者"。黄煌[2]认为"黄连阿胶汤为古代的除烦止血方，适用于以心烦不得眠、心下痞、腹痛、舌红、便血、崩漏为特征的疾病”。

黄连阿胶汤还可以广泛应用到多种疾病，药理学研究表明[3]，黄连阿胶汤有降低肾小管及间质的损伤，降低炎性反应，抗焦虑的作用，临床应用于神经系统疾病，消化系统疾病，慢性疲劳综合征，口干综合征，快室率心房纤颤等疾病，有确切的临床疗效。

（黄世祺）

参考文献

[1] 汤本求真. 皇汉医学[M]. 北京：中国中医药出版社，2012：288

[2] 黄煌. 经方使用手册[M]. 北京：中国中医药出版社，2010：60

[3] 金光善. 黄连阿胶汤的临床药理及研究[J]. 中国医药指南，2013，11（14）：466-467

第五章 经方学用实践

一、不可拘泥于常规，升麻非重用不足为功——银屑病案

陈某某，女，70岁，2019年1月29日就诊，见全身散在红色皮疹，复发一周余。患者2009年开始全身出现散在红色斑丘疹，在某三甲综合医院皮肤科、某市皮防所等多家医院诊断为鳞屑性丘疹型皮疹，简称银屑病，并给予治疗，但症状常反复发作并日渐加重，2016年12月曾来陈老师处就诊，当时曾给予中药治疗，银屑病症状逐渐缓解，于2017年初皮疹已基本消失，近年未见复发。

近一个月来患者因精神压力大而出现失眠，一周前患者再次出现腰臀部及双侧大腿前侧大量的鳞屑性丘疹，呈片状分布，色鲜红，瘙痒明显，遂再来就诊，诊断为银屑病复发。现症见患者皮疹情况同上，无咽痛，无唾脓血痰，稍口干，疲倦乏力，胃纳差，大便无力排出。舌红，少苔，脉细。

处方以升麻鳖甲汤合甘草泻心汤加黄芪、生地：

升麻30克，当归30克，鳖甲25克，甘草25克，黄连10克，黄芩15克，姜半夏25克，干姜5克，大枣15克，黄芪30克，生地60克。

后连续服用半月有余，皮疹尽消。

按语：升麻鳖甲汤原出自《金匮要略》中治疗阴阳毒方，原文："阳毒之为病，面赤斑斑如见锦纹，咽喉痛，唾脓血，五日可治，七日不可治，升麻鳖甲汤主之。阴毒之为病，面目青，身痛如被杖，咽喉痛，五

日可治，七日不可治，升麻鳖甲汤去雄黄、蜀椒主之。”从方义上，阴阳毒的主要表现为斑疹，咽痛，唾脓血，根据其对病程的估计及煎服法的说明，应该是种急性传染病，病情较为凶险，《证治宝鉴》中提出为烂喉痧。仲景以升麻鳖甲汤解阴阳毒，阳毒者面赤斑斑如锦纹，为可见红斑，指病在外，阳气怫郁在表，予以蜀椒发汗；阴毒者为病已深入，故面青、身痛，不能发汗，去蜀椒，无唾脓血，故减去治疗痈脓的雄黄。

对于此患者，陈国成老师熟练应用了方证对应的原则，根据患者的皮疹表现，为大面积的红色斑丘疹，虽然不在面部，但符合色赤，状如斑斑如锦纹，故使用升麻鳖甲汤清透疫毒。无咽痛，无唾脓血，去雄黄；病程已一周有余，不宜予蜀椒发汗解表。陈老师认为方中主药为升麻，根据《神农本草经》说法，升麻的主要功效在于透疫毒，虽然后世李东垣创建的补中益气汤也有升麻一药，后人便说其有“升举阳气”之作用，但我们认为不要因为升麻中带有“升”字就把它理解成“升举”的作用，其主要作用是解毒，所以就此病治疗而言，升麻当为主药，非重用不足为功；鳖甲泄热存阴，当归和营调血。

《金匮要略》原文提示甘草泻心汤证以“蚀”为中心，“蚀于喉为惑，蚀于阴为狐”。以“蚀”为根本，即是全身多处皮肤、黏膜溃烂，皆可选用，因此甘草泻心汤被誉为“治疗白塞病的专方及黏膜修复剂”。

患者素体气阴两虚，疲倦无力，口干，大便无力，予以黄芪培补正气，生地滋阴生津。

（王小艳 陈国成）

二、浸淫疮久治不愈，仲师之法显神功——浸淫疮案

患者李某，男，12岁，2018年4月23日就诊，诉双下肢足踝部出现疱疹近两月，初期瘙痒难忍，后疱疹渗液而渐成散在小疱疮而数量增加，

于外院曾给予西药等抗过敏治疗，但症状却有增无减，遂前来就诊，初诊时患儿双下肢足踝部散在皮肤疱疹伴瘙痒，部分成疱疮伴渗液，少许疼痛，胃纳一般，睡眠欠佳，大小便正常，舌淡红，苔白腻，脉弦。

处方予甘草泻心汤加升麻、鳖甲、当归、苦参：

姜半夏25克，黄连5克，黄芩15克，干姜5克，甘草30克，大枣15克，党参30克，升麻15克，当归15克，鳖甲25克（先煎），苦参10克。

上方加水四碗，文火煎煮至大半碗，日一剂、复渣再服，予药四剂。并嘱忌食虾蟹等海产品。

复诊：四天后疱疹瘙痒疼痛减轻，疱疹数量、渗液均减少，继服上方七剂。

再诊：疱疹渐退，疱疮无渗液而局部干燥结痂，瘙痒减轻而夜可入睡，余无特殊，守上方七剂。

按语：《金匮要略·百合狐惑阴阳毒脉证治》篇："狐惑之为病，状如伤寒，默默欲眠，目不得闭，卧起不安，蚀于喉为惑，蚀于阴为狐，不欲饮食，恶闻食臭，其面目乍赤、乍黑、乍白、蚀于上部则声嗄，甘草泻心汤主之。"陈老师认为，甘草泻心汤本治狐惑一病，即相似于今之白塞氏病，其特点是病"蚀于"上或下出现皮肤黏膜之症。根据此患者发病时长，且以疱疮渗液、痛痒而发于下肢为特征，故参考仲景狐惑病及浸淫疮之治疗，以甘草泻心汤为主治之。

甘草泻心汤是从半夏泻心汤重用甘草衍化过来，所以甘草泻心汤治疗皮肤、黏膜疾病最关键的药物是甘草。甘草用于治疗外科溃疡、渗出性疾病在《证治准绳》及清代王孟英医案里面都有记载。后世四妙勇安汤里面也有大量的甘草。现代的药理研究表明，甘草具有肾上腺皮质激素样作用，可以稳定生物膜，减少炎症物质释放，并可以缓解黏膜刺激，保护黏膜，修复黏膜溃疡。

其次，干姜也起到很重要的作用，甘草泻心汤最主要的组成部分是甘草干姜汤，甘草干姜汤是仲景治疗一切澄澈清冷之涎、沫、渗出的主方。干姜主要针对清稀的分泌物，更有现代研究指出，干姜能调节免疫。陈老师的经验，干姜一般用 5 ～ 6 克，渗出物较多时则加量。

再者，甘草泻心汤中的黄连、黄芩主要针对清热燥湿而设，尤以黄连一药，仲景在《金匮要略·疮痈浸淫病脉证并治》中直言："浸淫疮，黄连粉主之。"虽然篇中黄连粉一药未有具体组方和使用记载，后世医家大多认为黄连粉用以外敷或内服，由此可见本药苦寒，具有清热燥湿解毒之功效。

最后，陈老师认为，由于本病人有皮肤疱疹及渗出瘙痒明显，故合用升麻鳖甲汤，另外，还可以加苦参。苦参具止痒杀虫之效，燥湿效果好，故《金匮要略·百合狐惑阴阳毒病》曰："蚀于下部则咽干，苦参汤洗之。"后世治疗风毒的消风散也以苦参作为主药。此类患者如兼有郁热，还可加用石膏，用至 60 克。

（彭卉婷　陈国成）

三、咳喘心悸有水气，谨守病机治不同——慢性心力衰竭案

【案一】朱某某，男性，86 岁，近 2 年反复气促、双下肢浮肿，轻微活动则加剧，严重影响生活，一直以轮椅代步，1 月前气促、胸闷感加重，精神差，面色苍白，伴咳嗽，痰少难咯，心悸不安，双下肢足踝部轻微浮肿，卧起则头眩，恶心欲呕，无发热、畏寒，胃纳差，睡眠一般，大便难解，小便清，量少。舌淡，苔白，脉细涩。曾在某社区医院予以小青龙汤口服治疗，效果不佳。仍有气促，心悸较前加重，双下肢足踝部轻浮肿，卧起则头眩，恶心欲呕。

陈老师指出患者气短、心悸、头眩、下肢浮肿，与真武汤方证相应，予以真武汤加桂枝、牛膝、车前子、大黄、党参：

制附子25克（先煎），茯苓25克，白术15克，白芍15克，桂枝10克，牛膝30克，车前子30克（包煎），党参90克，大黄5克。

嘱患者煎煮时加生姜3片。上方加水四碗，文火煎煮至大半碗，日一剂，复渣再服。另嘱自炖服人参，每次15克，每天一次。

1周后复诊，患者神志清，精神好转，双下肢浮肿稍减，气促、心悸及胸闷缓解，大便通，可以在家持助行架缓慢步行数十步，舌淡，苔白，脉细。

效不更方，继续原方治疗。

后三诊，患者神志清，精神可，双下肢浮肿消退，心悸、胸闷及气促好转，大便通畅，可以继续在家持助行架缓慢步行，舌淡红，苔白，脉细。

考虑水肿消退，大便通，拟在原方基础上去车前子、大黄，具体方药如下：

党参90克，制附子25克（先煎），茯苓25克，白术15克，白芍15克，桂枝10克，牛膝30克。

嘱患者煎煮时加生姜3片。上方加水四碗，文火煎煮至大半碗，日一剂，复渣再服。另嘱自炖服人参，每次15克，每天一次。

后随访病情稳定，无明显气促、心悸、胸闷，无双下肢浮肿。

【案二】黄某某，女，48岁，近1月反复心悸、气促，每于活动后自觉心悸不安，气短乏力，胸闷，甚至于夜间因气短、胸闷而需端坐，精神疲倦，面色㿠白，面部轻浮肿，畏寒，肢体困重，纳呆，大便通畅，小便不利，量少。舌淡，苔薄白，脉沉。

首诊用苓桂术甘汤治疗，心悸不安有所改善，但随后气短、胸闷又再反复，治疗效果不佳。

察其证候，患者畏寒，肢体困重，时有小便不利，脉沉。患者小便不利，四肢沉重，大便通畅，此为有水气，予真武汤加党参、薏苡仁、牛膝、降香：

熟附子 30 克（先煎），白术 15 克，干姜 10 克，白芍 15 克，茯苓 25 克，薏苡仁 30 克，牛膝 30 克，降香 10 克，党参 60 克。

日一剂。另嘱自炖服人参，每次 15 克，每天一次。

服药 4 剂后心悸、气促、胸闷减轻，面部浮肿、畏寒、肢体困重好转，守方再服 10 剂，人参改为隔日一服，心悸、气促、胸闷症状明显改善，未再反复发作，胃纳可。

按语：两案均有气促、心悸等证候，或兼有头晕目眩、肢体浮肿，或兼有肢体沉重，面部浮肿，结合舌脉，此皆因水气为病，临床上陈老师往往以真武汤温阳利水而作为基础方。真武汤出自《伤寒论》，第 82 条曰“太阳病发汗，汗出不解，其人仍发热，心下悸，头眩，身瞤动，振振欲擗地者，真武汤主之”，第 316 条曰“少阴病，二三日不已，至四五日，腹痛，小便不利，四肢沉重疼痛，自下利者，此为有水气，其人或咳，或小便不利，或下利，或呕者，真武汤主之”。

《伤寒论注》云：“为有水气，是立真武汤本意。小便不利是病根。腹痛下利，四肢沉重疼痛，皆水气为患，因小便不利所致。然小便不利，实由坎中之无阳。坎中火用不宣，故肾家水体失职，是下焦虚寒，不能制水故也。法当壮元阳以消阴翳，逐留垢以清水源，因立此汤。”陈国成老师指出真武汤证重在坎中无阳，肾关不利，不由膀胱气化，因此小便不利，水气上泛则心下悸、胸闷，甚则气促、肢体浮肿。真武汤证以阳虚为本，水饮停聚为标，着重补虚治本，同时兼以治标。方中重用附子为君药，补坎中之真阳，温肾暖土，以助阳气，温肾阳以益心阳，可散少阴之真寒，以温肾助阳，化气行水。陈老师在使用该方中指出，附子作为主药，仲景在《伤寒论》里于该方后说“附子一枚、破八片”，计算其量约为今之三十克，而且发现在使用过程中并无人们普遍认为附子燥热之反应。此外现代药理也有研究，本品有刺激 β – 受体，增强心肌收缩力，增加心输出量，尚有兴奋 α 受体，增加冠状动脉和脑血管流量的作用；臣以茯苓之甘淡渗利，健脾渗湿以利寒湿之邪，生姜辛温，助附子温阳祛寒，又佐茯苓温散水湿，方中白芍一以泻水使子盗母虚，得免妄行之患；一以敛阳，使归根于阴；配以桂枝、牛膝以增强温阳化气、活血利水作用。本案一朱姓患者肢体浮肿，兼有咳嗽、咯痰，真武汤中加入车前子以加强利水之力，兼有化痰逐饮之效。诸药合而为伍，温中有散，利中有化，且两案真武汤中均加人参另炖口服，寓脾肾双补，阴水得制，共奏益气温阳、强心利水之效，标本兼治。

水气是人体内水液代谢异常而形成的病理产物，又是重要的致病因素，常随其停留部位及兼夹不同而产生多种病证。小青龙汤证亦有喘、呕、小便不利等症状与真武汤相似，故案一社区医生首诊予以小青龙汤口服以解表散寒，温肺化饮，但二者病机却不同，小青龙汤证为表不解有水气，表里皆寒实之病；而真武汤则为表已解有水气，为阳虚水停之证，以温肾助阳，化气行水为主。案二初诊使用苓桂术甘汤以平冲降逆、温阳化饮，效果不佳，因苓桂术甘汤证的病机是中阳不足，痰饮内停，常伴有气上冲胸，而该患者伴有畏寒、肢体沉重、脉沉等证候，与真武汤方证相应，病机为肾阳虚，水饮气化无权，治宜温肾助阳，化气行水。因此，病机不同，治法有别，疗效迥异。《素问·至真要大论》云："谨守病机，各司其属。"此之谓也。

（冯汉财　陈国成）

四、方证相应，可起沉疴——心律失常案

【案一】何某，女，51岁，2018年3月26日就诊，患者近六年来反复出现胸闷、心悸不适，经常因心中悸动而不安，发作频繁，长期睡眠差，精神紧张，手足麻痹感，曾行心脏彩超检查提示未见有器质性病变，两月前至陈老师处就诊，当时动态心电图检查提示：窦性心律，频发室性早搏（9614个/24h），部分成对、呈二、三联律，偶发房早，未见发

作性 ST 改变，心电图：窦性心律，频发室早。舌红，少苔，脉结代。

予炙甘草汤去麻仁，加牡蛎，以黄明胶易阿胶：

炙甘草 15 克，生地 60 克，党参 60 克，桂枝 10 克，麦冬 30 克，黄明胶 15 克（烊服），大枣 15 克，牡蛎 90 克。

加黄酒同煎，加生姜 3 片。

5 月 21 日再诊：患者遵医嘱长期服药后自觉胸闷心悸感较前好转，心悸发生次数明显减少，复查动态心电图，仍提示频发性室性早搏，但早搏次数由原来 9614 个 /24h，减少至现在 1548 个 /24h，夜间睡眠差，易惊醒，平素工作压力大，长期精神紧张，饮食及二便正常。舌红，少苔，脉结代。

处方仍以炙甘草汤加减：

炙甘草 20 克，生地 60 克，党参 60 克，桂枝 20 克，麦冬 30 克，黄明胶 15 克（烊服），大枣 15 克，龙骨 30 克，牡蛎 90 克，加黄酒同煎，加生姜 3 片。

追踪近一年自觉无特殊不适感，仅偶有胸闷心悸，无胸痛，无气促，坚持每月取药一次以作巩固。

【案二】伍某，女，70 岁，退休，广州人。2018 年 2 月 13 日初诊。患者于 5 年前开始反复出现心悸，每于发作而悸动不安，伴胸闷、气短，活动后气促，每周发作 2～10 次不等，每次持续 3～15 分钟，活动后明显，休息后稍缓解。无晕厥、剧烈胸痛、肢肿、汗出等。曾在外院及本院就诊，诊断为冠状动脉粥样硬化性心脏病，长期服用抗血小板聚集、改善心脏血供、营养心肌等药物治疗后症状改善不明显。近 1 周患者心悸加重，发作较前频繁，伴胸闷、气短，活动后气促。就诊时症见：精神疲倦，心悸心慌，胸闷，活动后气促。纳眠差，二便调。舌淡红，苔薄而暗，脉结代。

方拟炙甘草汤去麻仁，加丹参、三七，以黄明胶易阿胶：

炙甘草 15 克，党参 60 克，桂枝 10 克，大枣 15 克，丹参 30 克，麦冬30克，生地45克，黄明胶10克（烊化），三七6克。

加黄酒同煎，加生姜3片。水煎内服，日1剂，温服，共4剂。

嘱其低盐低脂饮食，避风寒，调情志，慎起居。服药期间忌生冷、肥腻、酸辣之品。

复诊：上方连服4剂，二诊时患者精神好转，感觉心悸心慌发作次数减少，胸闷减轻，但仍有活动后气促，纳眠欠佳。再按上方连服10剂。

三诊时患者心悸发作次数明显减少，服药期间仅发作2次，每次持续2～3分钟，缓慢步行上二楼仅感少许气短，纳眠可，二便调。复查心电图示：偶发室上性早搏。嘱其坚持门诊治疗巩固疗效，以上方随症加减，后病情稳定，心悸仅每月发作1～2次，每次持续1～2分钟，休息后可缓解。独自缓慢步行上三楼而无明显气促感，生活基本可自理。

按语：炙甘草汤又名复脉汤，《伤寒论》原文："伤寒，脉结代，心动悸，炙甘草汤主之。"从本方主治的经典条文来看，"心动悸、脉结代"指的是心脏病的心律失常表现，又以早搏为常见。病人经常自觉心中动悸不安，查体时心率可快可慢，常常伴有早搏及心律不齐。陈老师认为，此方有两类药物，一类为生地、黄明胶（因阿胶药贵，故以黄明胶代）、麦冬用于补血养阴，其中重用生地，原方中使用生地为一斤，功效滋阴养血，所以说炙甘草汤是一首重要的滋阴方剂，开后世滋阴方的先河。另一类为人参、桂枝、生姜、大枣，用于温补阳气。桂枝可温通血脉，还可定悸。炙甘草坐镇中州，调和阴阳。

本方煎煮时要加黄酒同煎。现代药理研究认为，加酒久煎，有利于药物成分析出，且地黄、麦冬乃阴柔之品，得酒之辛通，使补而不滞，故柯韵伯说"地黄麦冬得酒良"。

炙甘草汤组方精妙，诸药配合共起益气滋阴、通阳复脉之效，故名复脉汤。临床应用于心律失常的虚性患者，可很好地缓解心动悸不安的症状。若患者眠差，易惊醒，精神紧张，可加用龙骨、牡蛎重镇潜阳。

（王小艳　陈国成）

五、谨守病机，效如桴鼓——反复胸痹案

潘某，女，52岁，2019年7月24日就诊，主诉一年半前开始出现阵发性左胸闷痛，反复发作。患者自诉有高血压史五年，一直自服降压药治疗（具体不详），去年一月开始出现胸前区闷痛不舒，无放射痛，呈反复发作，每次发作持续十余秒至数分钟不等，自感十分不适，经常需要含服丹参滴丸以帮助缓解不适感，但仍反复，且发作较前频繁，时有气短，活动后心悸，嗳气，症状发作无特殊的时间性或诱因，无吞酸、腹痛、吐泻、发热等，后转请陈老师诊治。

患者胸闷痛，气短心悸，嗳气，舌淡暗，苔薄白，脉细涩，故辨之为胸阳不足，痰气互结，予枳实薤白桂枝汤去瓜蒌加丹参、甘草、大黄、姜半夏，具体遣方如下：

枳实20克，薤白15克，桂枝15克，厚朴20克，丹参30克，甘草15克，大黄5克，姜半夏20克。

水煎服，日一剂。

服药1月后，胸痛症状消除。

按语：陈老师认为这个病例应属中医之“胸痹”。枳实薤白桂枝汤原为治疗胸痹的方药。本方出自《金匮要略·胸痹心痛短气病脉证并治第九》中的第5条：“胸痹，心中痞，留气结在胸，胸满，胁下逆抢心，枳实薤白桂枝汤主之；人参汤亦主之。”

其病势是由胸部向下扩展到胃脘两胁之间，而后胁下之气又逆而上冲，形成胸胃合病，证候偏实。本方证是因胸阳不振，痰浊中阻，气结于胸所致。胸阳不振，津液不布，聚而成痰，痰为阴邪，易阻气机，结于胸中，则胸满而痛，甚或胸痛彻背；痰浊阻滞，肺失宣降，故可兼见咳唾喘息、短气；胸阳不振则阴寒之气上逆，故有气从胁下冲逆，上攻心胸之候。治当通阳散结，祛痰下气。原方瓜蒌味甘性寒，涤痰散结，

开胸通痹（本病人由于嫌瓜蒌味腥而泻不肯服食，故以丹参活血通痹代之）；薤白辛温，通阳散结，化痰散寒，能散胸中凝滞之阴寒、化上焦结聚之痰浊、宣胸中阳气以宽胸，乃治疗胸痹之要药。枳实下气破结，消痞除满；厚朴燥湿化痰，下气除满。佐以桂枝通阳散寒，降逆平冲。诸药配伍，使胸阳振，痰浊降，阴寒消，气机畅，则胸痹而气逆上冲诸证可除。

本方是主治胸阳不振、痰浊中阻、气结于胸所致胸痹之常用方。临床应用以胸中痞满，气从胁下冲逆，上攻心胸，舌苔白腻，脉沉弦或紧为辨证要点。临床若寒重者，可酌加干姜、附子以助通阳散寒之力；气滞重者，可加重厚朴、枳实用量以助理气行滞之力；痰浊重者，可酌加半夏、茯苓以助消痰之力。

本方也常用于冠心病心绞痛、肋间神经痛、非化脓性肋软骨炎等属胸阳不振，痰气互结者。

（梁志乐　陈国成）

六、辨证关键在于方证，方证对应才有疗效——双手麻木冷痛案

葛某，女，50岁，2019年11月22日初诊，诉双手指麻木疼痛数年，尤以冬天发作为主，以手指末端明显，今年入冬后自觉双手指尖麻木不适加重，伴疼痛，常要穿戴手套保暖才能减轻症状，伴头晕，神疲乏力，眠差，肢体无偏瘫，纳可，双手冰冷，面色白，舌淡暗，苔薄白，脉细涩。初诊予当归四逆汤治疗。服药后双手冰凉感、疼痛缓解，但仍觉麻木不适。

细思患者双手指麻木、冰冷、疼痛，冬天甚，头晕，神疲乏力，面色白，眠差，舌淡暗，苔薄白，脉细涩，一派血虚寒客之象，故予黄芪

桂枝五物汤合当归四逆汤去甘草、通草，加党参：

黄芪 60 克，桂枝 15 克，白芍 25 克，大枣 25 克，党参 30 克，当归 30 克，细辛 5 克，生姜 20 克（自加）。

水煎服，日一剂，当天复渣再服。共 7 剂。

服药后，诸症悉除。

按语：本病人特点是双手指麻木、冰冷、疼痛，尤以指尖明显，冬天发作频繁，其症状表现与中医学中“四肢厥冷”“痹证”“厥证”相似，正合“手足厥寒”之方证，与现代医学的雷诺氏征近似。现代医学认为雷诺氏征是血管神经功能紊乱引起肢端小动脉异常痉挛的一种疾病，特点是患者因寒冷而诱发，使用本方治疗尤适宜于本病之缺血期及缺氧期。临床上此年龄段的女性出现双手指麻木、冰冷、疼痛，多属气血不足，营卫不和导致瘀血内生，血脉不通，俗称“血痹”。

黄芪桂枝五物汤出自《金匮要略·血痹虚劳病脉证并治第六》，其曰：“血痹阴阳俱微，寸口关上微，尺中小紧，外证身体不仁，如风痹状，黄芪桂枝五物汤主之。”此方为桂枝汤衍变而成，即桂枝汤重用生姜去甘草加黄芪，为治疗素体营卫不足，外受风邪所致血痹的常用方。方中黄芪益气以行血，桂枝通阳，白芍养营，生姜、大枣温通卫阳。如陈念祖《金匮方歌括》所云：“此即桂枝汤去甘草之缓，加黄芪之强有力者，于气分中调其血，更妙倍用生姜以宣发其气，气行则血不滞而痹除。”

当归四逆汤用于血虚寒厥证，临床应用以手足厥寒，或腰、股、腿、足、肩臂疼痛，口不渴，舌淡苔白，脉沉细或细弦为辨证要点。运用当归四逆汤应注意以下几个问题：一抓主症，冷痛为当归四逆汤应用的主症，可见于四肢、腰腹、股腿、足膝等部位，这是血虚寒凝，经脉不通的表现。正如许宏《金镜内台方议》指出：“阴血内虚，则不能荣于脉；阳气外虚，则不能温于四末，故手足厥寒。”《素问·举痛论篇》亦云：“寒气入经而稽迟，泣而不行，客于脉外则血少，客于脉中则气不通，故卒然则痛。”二辨舌脉，舌淡苔白，脉细为当归四逆汤应用的主要舌脉。

三注意药物毒性，当归四逆汤中细辛含有马兜铃酸，有一定的肾毒性，不宜大剂量长久服用。

黄芪桂枝五物汤与当归四逆汤在临床中只要辨证准确，便有一定的疗效保证。两方合用除了可益气养血、通阳行痹以治血痹外，凡辨证属气血亏虚、营卫不和、寒凝经脉之病证，如糖尿病周围神经病变、皮肌炎、末梢神经炎、中风后遗症等以肢体麻木、寒冷、疼痛为主的病证，皆可据证用之。常用的加减法有：伴瘀血阻滞可合桂枝茯苓丸，伴见阳虚水泛可合真武汤，伴见阴寒内盛可合四逆汤等。

（梁志乐　陈国成）

七、桂枝类方须明辨，一味之差效迥异——发热汗出案

李某某，男性，54岁。近2月反复汗出，每于吃饭时自觉发热，随即头汗出，汗出甚多，寒冬亦然。舌淡，苔白，齿痕明显，脉细。

首诊用玉屏风散治疗效果一般。

考虑患者脏无他病，时发热自汗出，与桂枝汤方证相应。予桂枝汤合玉屏风散治疗。

汗出有所改善，但随后汗出又再反复，治疗效果不佳。

察其症候，患者诉时有畏寒。

患者畏寒、头汗出甚多，寒冬亦然，舌淡、苔白，齿痕明显，脉细，已为阳虚之象。改予桂枝加附子汤合玉屏风散：

桂枝15克，白芍15克，生姜3片（自加），大枣10克，附子15克（先煎），黄芪30克，白术20克，防风15克，炙甘草5克。

服药3剂后，汗出之证明显好转。续服7剂后未再反复。

按语：《伤寒论》第20条说："太阳病，发汗，遂漏不止，其人恶风，小便难，四肢微急，难以屈伸者，桂枝加附子汤主之。"原文是太阳病发

汗太过，导致表虚寒证而卫外不固，汗出不止。汗出过多，津液亏损，肢体筋脉失养，出现四肢拘急，难以屈伸。汗漏不止，津液不足，小便则涩少不畅。桂枝加附子汤调和营卫，温阳固表。

桂枝汤证属于表虚证，若虚的程度更为严重，出现汗出不止，则非但表虚，还兼有里寒，即体内的阳气亦不足，仅用桂枝汤便不行了，须加附子。

本案患者气虚之象明显，但予玉屏风散、桂枝汤均效果不佳，加用附子后汗出之证方明显改善。正如《内经》所言："气虚为阳虚之渐，阳虚为气虚之极。"患者畏寒、头汗出甚多，寒冬亦然，舌淡、苔白，齿痕明显，脉细，已为阳虚之象，仅予益气固表、调和营卫显然已病重药轻，固不能取得良效。《医方考》云："用桂枝汤，所以和在表之营卫；加附子，所以壮在表之元阳。与桂枝汤解在表之寒湿，加附子以温寒湿。"仅附子一味之差，法就改变，方也不同，效果迥异。经典的细微变化的确值得细细体会，不断研习。

桂枝加附子汤原本是治疗"漏汗"，临床上用来治疗顽固性汗证每奏奇效。从拓展使用的角度看，"汗"也可指其他分泌物，比如慢性鼻炎之清涕不止，女性之白带清稀量多，老年人之大便溏泻、漏下不收等属于虚寒证者均有使用本方的机会。

桂枝汤为群方之冠，解肌发汗，调和荣卫，调和气血，调和脾胃，调和阴阳，用途广泛。我在临床上常用于：

1. 汗出之症。《伤寒论》第54条："病人脏无他病，时发热自汗出而不愈者，此卫气不和也。先其时发汗则愈，宜桂枝汤。"比如植物神经功能紊乱之汗出，有气虚表现者可加玉屏风散，效果更好。

2. 皮肤瘙痒症，如荨麻疹。以风团为主，骤起骤消，瘙痒明显，风邪郁表者，用桂麻各半汤。

3. 心悸。桂枝有平冲定悸作用，桂枝甘草汤可治疗气上冲，桂枝汤中含有桂枝甘草汤。

4.消化系统疾病。比如虚寒性胃痞、胃痛，用桂枝汤、小建中汤，温建中土。还用于治疗过敏性鼻炎，顽固性发热等。有著名医家说：“不会用麻黄，不是好医生。”

经方中也广泛应用桂枝，不会用桂枝，同样不是好医生。《本经疏正》曰：“桂枝其用之道有六：曰和营，曰通阳，曰利水，曰下气，曰行瘀，曰补中。其功最大，施之最广。”桂枝在经方中至少有六大功效，包括和营解肌（如桂枝汤）、行瘀（如桃核承气汤）、补中（如小建中汤）、利水（如五苓散）、通阳（如当归四逆汤）、下气平冲（如桂枝加桂汤）。凡符合水中无火，血中有寒皆可用。口中和，舌淡润均可放手施予，不可不知。

（潘林平）

八、寒温并用仲景方，月经紊乱序贯调——妇人崩漏案

黄某，女性，48岁。半年前开始月经紊乱，月经先后不定期，月经量时多时少，未系统诊治。本次月经持续2周仍淋漓未尽，经量适中，夹血块。伴小腹隐痛，腰酸，乏力，眠差。二便调。舌淡，苔薄白，脉细。

予胶艾汤加仙鹤草、夜交藤：

阿胶15克（烊化），艾叶15克，生地20克，白芍15克，川芎15克，当归10克，仙鹤草30克，夜交藤20克，甘草5克。

服药3剂后，月经干净。经间期予温经汤调治，次月月经恢复正常。

按语：胶艾汤出自《金匮要略·妇人妊娠病脉证并治第二十》“师曰：妇人有漏下者，有半产后因续下血都不绝者，有妊娠下血者，假令妊娠腹中痛，为胞阻，胶艾汤主之”。此条概言妇人下血的三种情况：一为经水淋漓不断的漏下；一为半产后继续下血不止的漏下；一为妊娠胞

阻下血的漏下。妇人漏下的病因各有不同，半产后续下血不绝，此因失血血虚而正气难复。若妊娠下血，如前之因瘕者固有之，而兼腹中痛则是因胞阻。无端漏下者，多为平日血虚而加客邪。中虚脏寒，血运不畅，故可见腹中痛；血运不畅，血不归经，故可见下血。总属血虚不足，血运不畅，因此同以胶艾汤治疗。

芎、归、地、芍为四物汤，养阴补血，莫出其右。阿胶为血肉有情之品，最擅补血行血。在经方中，阿胶主治诸血证，例如胶艾汤、黄土汤。艾叶性温而善行，能导血归经。《金匮要略心典》云："妇人经水淋沥及胎产前后下血不止者，皆冲任脉虚而阴气不能守也。是惟胶艾汤为能补而固之，中有芎、归，能于血中行气；艾叶利阴气，止痛安胎，故亦治妊娠胞阻。胞阻者，胞脉阻滞，血少而气不行也。"仙鹤草又名脱力草，有补虚、止血之效。夜交藤养心安神，对血虚失眠者尤佳。

因胶艾汤能补血固经，和营止痛，临床可广泛应用，每用于更年期出血、子宫出血、痔出血、尿血等出血证。若瘀血明显，予赤芍易白芍加强活血。若艾叶之力不足，可加炮姜温里止血。本方治疗血证指向明显，无血证非此方所宜。

对月经失调者，我常仿黄师之法，经期予胶艾汤，经间期予温经汤。温经汤出自《金匮要略·妇人杂病脉证并治》："妇人年五十所，病下利数十日不止。暮即发热，少腹里急，腹满，手掌烦热，唇口干燥，何也？师曰：此病属带下，何以故？曾经半产，瘀血在少腹不去。何以知之？其证唇口干燥，故知之，当以温经汤主之。""亦主妇人少腹寒，久不受胎，兼取崩中去血，或月水来过多，及至期不来。"冲任虚寒，血凝气滞，则少腹里急、腹满、月经不调；瘀血阻滞，血不循经，加之冲任不固，可见月经先期、月经后期、崩中漏下、痛经；傍晚发热、手心烦热为阴血耗损，虚热内生之象；瘀血不去，新血不生，不能濡润，故唇口干燥。

胶艾汤的组成为：当归，川芎，芍药，阿胶，甘草，地黄，艾叶。

温经汤的组成为：当归，川芎，芍药，阿胶，甘草，人参，桂枝，半夏，吴茱萸，生姜，麦冬，牡丹皮。两方前五味药都是一样的，可以看作是基本方，两方以此为基础进行“加味”。从“加味”的药物看，温经汤药如方名，加入了人参、桂枝、半夏、吴茱萸、生姜温经散寒之品，寒则温之。麦冬、牡丹皮可看作缓和大队温经之品的燥热之性。以方测证，温经汤证虽见寒、瘀、虚、热错杂，但以冲任虚寒，瘀血阻滞为主，辨证要点为寒、瘀二字，尤其适用于寒瘀为主的月经病。经期宜养摄，经后宜温补，结合崩漏病人情况，经期予胶艾汤养阴摄血，经间期予温经汤温经补血，常能收到良效。

（潘林平）

九、精准辨证，方可药到病除——慢性腹胀案

孙某，女，30多岁，因反复腹痛、腹胀1周就诊，既往慢性胃肠炎病史，易受饮食影响。患者诉一周前因饮食不慎出现胃痛、腹痛、腹胀，伴嗳气，自觉饥饿时嗳气明显，气体接连从口中冲出，进食后则腹胀，严重时自觉腹胀明显，似气球欲爆炸感，开始时大便黏腻不爽，服用西药达喜后腹泻1次，泻后胀缓，仍有疼痛，从脐周左侧开始痛，很快放射到左侧上下腹部皆痛，痛则连背，伴肠鸣，遇热缓解，偶有反酸。舌暗红，苔白，脉沉细。

处方：半夏泻心汤加败酱草、白芍、桂枝：

法半夏25克，黄芩10克，黄连3克，干姜10克，党参15克，甘草10克，大枣15克，败酱草15克，白芍30克，桂枝20克。

二诊：两剂后，患者无明显变化，仍腹痛，嗳气，气体游走感，无反酸，前方减败酱草，加枳实20克，桔梗15克。

两剂后，症状缓解不明显。

三诊：考虑方证不一致，结合患者有慢性胃肠炎病史，辨证应属“脾虚气逆”，治疗宜健脾益气，降气止逆，改用旋覆代赭汤加大黄、砂仁：

旋覆花 15 克，代赭石 20 克，生姜 25 克，大枣 20 克，党参 30 克，甘草 30 克，姜半夏 25 克，大黄 5 克，砂仁 10 克（后下）。

一剂后，嗳气稍减少，腹痛腹胀仍在，大便正常。前方加枳实 45 克。

二剂后，嗳气明显减少，腹痛腹胀减轻约五分，大便两天未解，守方续服。

三剂后，嗳气、腹胀、腹痛减轻七八分，大便每日 1 次，正常。因大黄用完，上方未用大黄，继续服药。

四剂后，偶有左侧脐周疼痛，腹胀几乎消失，偶有嗳气，大便每日 2 次，稍偏烂。

按语：《伤寒论》曰：“呕而肠鸣，心下痞者，半夏泻心汤主之。”半夏泻心汤是黄师喜用的治痞之方，临床上虚实互见，寒热夹杂，用此方常立竿见影。本案患者平素脾胃虚弱，易受饮食影响，反复发作，我开始选用了此方，更见患者偶有反酸，黄师常说“诸呕吐酸，皆属于热”，常于此方加入败酱草以加强泄胃热制酸，遂仿黄师意加入败酱草，更加白芍以缓急止痛。然二诊、三诊，未见好转，且腹痛腹胀有加重之势。细思必是辨证有误，饥饿时明显，进食后腹胀，应为脾胃虚弱，不能受纳腐熟运化水谷而气机上逆。猛悟《伤寒论》第 116 条：“伤寒发汗，若吐，若下，解后心下痞硬，噫气不除者，旋覆代赭汤主之。”正是此证，泛酸只因里气虚而气机不畅，气逆夹酸上泛而已，并非主证。遂改弦易辙，转投旋覆代赭汤。补虚而降逆。也曾思及可否用小建中汤，终觉小建中未能顾及噫气。三方病机病症各有异同，可见临床精准辨证，方可立于不败之地。

（孙燕）

十、高热无汗清透解，快捷狠准有良方——外感高热案

徐某某，男性，75岁，于2019年7月22日初诊，发病节气为小暑，诉5天前开始出现发热，最高体温39.5℃，伴咽痛、咽干，恶寒，头痛，无咳嗽、咯痰，无气促，无胸痛，无恶心呕吐，自服退烧药后无明显缓解，遂至我院就诊。刻下症见：患者神志清，精神稍疲倦，发热，咽痛、咽干，恶寒，头痛，口干欲饮，肢体困重，无汗出，无咳嗽、咯痰，无气促，无胸痛，胃纳欠佳，睡眠一般，小便短赤，大便干。舌红，苔薄黄，脉弦数。

弟子思忖患者以"大热、大渴，脉数"为主证，与白虎汤证相类，初予白虎汤以清热，效果不佳。

患者仍有高热，咽痛，恶寒，头痛，无汗出。请示陈老师，陈老师指出患者高热，恶寒，咽痛，头痛，肢体困重，无汗出，乃外感暑热所致高热证，与白虎汤之"大热、大渴、大汗、脉洪大"有别，《素问·生气通天论》云"体若燔炭，汗出而散"，当与黄芩紫草汤加味：

黄芩15克，白头翁30克，青蒿15克（后下），野菊花15克，板蓝根30克，石膏60克（先煎），柴胡25克，香薷10克，连翘15克，芦根30克，水牛角30克。

嘱以800毫升水煎至约300毫升顿服，每日一剂，复渣煎水再服，药后进食热米粥，覆盖薄被待其汗出。并嘱其调饮食，清淡饮食为主。

3天后复诊，患者神志清，精神好转，无发热，咽干、咽痛好转，无恶寒，头痛缓解，口干好转，无汗出，无气促，胃纳较前好转，睡眠一般，大小便通畅。舌淡红，苔薄黄，脉弦。

发热已退，咽干、咽痛好转，考虑热象已减，拟减少黄芩剂量，去水牛角、石膏，以防苦寒伤胃气，具体药物如下：

黄芩10克，白头翁30克，青蒿15克（后下），香薷10克，野菊花

15克，板蓝根30克，柴胡25克，芦根30克，连翘10克。

嘱以600毫升水煎至约300毫升顿服，每日一剂，温服。并嘱其调饮食，清淡饮食为主。

后随访病情明显好转，无发热，无咽痛、咽干，无头痛，无恶寒，胃纳尚可，嘱其调饮食，少吃辛辣煎炸之品。

按语:《伤寒论》曰“中而即病者，名曰伤寒；不即病者，寒毒藏于肌肤，至春变为温病，至夏变为暑病。暑病者，热极重于温也”，并指出“伤寒之病，逐日浅深，以施方治。今世人伤寒，或始不早治，或治不对病，或日数久淹，困乃告医。医人又不依次第而治之，则不中病。皆宜临时消息制方，无不效也”。患者因不慎感受暑热，高热，咽干咽痛，肢体困重，暑热外郁内盛，《素问·至真要大论》云“其在皮者，汗而发之”，正如王冰所云:“此重明可汗之理也。为体若燔炭之炎热者，何以救之？必以汗出，乃热气施散。”广州市名中医黄仕沛依据《素问》及《伤寒论》之理论，创制“黄芩紫草汤”，外以解表发汗，内以清热透邪。黄芩紫草汤主要由两大部分组成，一是清热药，一是发汗药。方中以黄芩、白头翁为主，广州地区习用之北紫草者即白头翁是也，黄芩清上焦，白头翁泄肠热，因其既能清热解毒，又能滑肠止痢，对湿热阻滞之便结、便溏均可应用，又取肺与大肠相表里之义；另一组以青蒿、香薷为主，青蒿辛凉，一能发汗，一能清热，能从里达表，清表里之邪。香薷古称夏月之麻黄，《滇南本草》云“解表除邪，治中暑头疼，暑泻，肚肠疼痛，暑热咳嗽”；此品虽属辛温，但在大队苦寒药之中，则去性存用；辅以柴胡疏解表里，治头痛身痛之症；三药同用，发汗之力强，辅以野菊花、板蓝根清热解毒，一以清利头目，一以凉血利咽；佐以连翘、芦根、石膏清气除烦，一兼渗湿于热下，一兼解肌而治头痛。本方之意重在清热和发汗，两者配合，清中有透，透中有清，相得益彰。

陈老师指出该患者虽有大热、大渴，脉数等证候，与白虎汤相类似，但亦有恶寒、无汗、咽痛等特点，白虎汤证乃阳明经证，一身表里皆热，以里热为主，该患者仍有恶寒，咽痛等表证，当外解表邪，内清里热。对于外感高热之治疗，发汗解表是关键，所以治疗外感高热急症，当与大剂发汗之品，临床疗效方能显著，以体现中药对外感高热急症治疗之“快、捷、狠”等特点，且药后除热退外，外感诸症也随汗出而悉解。临床上邪遏肌表，卫气被郁，势必无汗，若用桑叶、薄荷以至荆芥、淡豆豉之类解表轻剂，多不足以为功；必须通过发汗重剂，使邪从汗而泄，才能有效地解表退热。

（冯汉财　陈国成）

第六章
经方学用体会

一、中医经方在现代心、脑血管病之临床运用与启迪

中医经方在中医学发展的历史长河中，经历千锤百炼，验之于临床，是高效的方、经得起考验的方。在现代心脑血管病的临床医疗过程中，西医诊断介入中医医院临床是不可逆的现象，如何对接？如何以中医中药应对西医诊断的疾病？这是现代中医必然遇到的问题，也是现代中医在临床中要掌握和解决的问题。

关于经方之运用，近代名医柯琴曾说：“仲景之道，至平至易，仲景之门，人人可入。”说明仲景之方证治明确，便于临床学习运用，只要掌握方症对应，突出“有是症、用是药”之特点，便能很好地体现经方之有效性、可重复性和规律性。本人近年经过对经方之重温学习及临床所悟，通过在心、脑血管病治疗中所得到的启迪、利用仲景方药在使用条文中所列之诸症与描述，结合现代临床予以对照参考，在经方原有用药特点和使用上予以运用，深感经方实不失为中医之精粹，用之得当，效如捶鼓，现就本人运用中医经方在现代心、脑血管病之治疗过程中的一些体会简述如下：

（一）经方的一般理解及认识

中医经方通常有三种说法，一是指后汉班固之《汉书·艺文志·方技略》所记载“医经、经方、神仙、房中”的经方十一家，这是指汉

以前的临床著作；经方的第二种说法是指《素问》《灵枢》《伤寒论》和《金匮要略》的方剂，也是中医学界最为普遍的说法；第三种是专指中国汉朝张仲景所著《伤寒杂病论》记载的方剂。因经方十一家的著作，到现在已全部失传，而《内经》所载之方甚少而记录又不全，只有张仲景的《伤寒论》和《金匮要略》方药记载详细，所以，目前所讲的经方通常是指《伤寒论》《金匮要略》之方剂。

（二）临床运用

临床上对于部分心、脑血管病的治疗，只要我们掌握好经方，大有眼前一亮的感觉，经方在此方面的运用，同样在乎“方证对应”，即有是证、用是方，充分体现出中医的辨证施治精神，包括今天我们大家所熟悉的经方大家黄煌、黄仕沛、冯世纶等教授的理论观点及经验，回归本源。在心、脑血管病的诊治手段更加多样化和精细化的今天，治疗上怎样体现中医药在这方面的特色和优势？怎样体现中医辨病用药的特点？疗效是检验临床的唯一标准、是中医药生存发展的根本！中医经方就是其中的一个可发挥的亮点。

1. 心血管病

目前心血管病的发病率居人类发病之首。现代医学对此类疾病的诊断方法、治疗手段可谓一日千里，但中医治疗上经方仍然在减轻临床症状、改善病人的生活质量及减少复发等方面起到一定的临床作用。

仲景对有关心脏疾病的辨治在《金匮要略·胸痹心痛短气病脉证治第九》中有较集中的记载。此外，也有散见于《伤寒论》《金匮要略》各章节里。

（1）炙甘草汤证：炙甘草汤见于《伤寒论》第177条：“伤寒，脉结代，心动悸，炙甘草汤主之。”短短数字，蕴含了各类心律失常的治疗机会，事实上临床运用炙甘草汤治疗包括室性、房性、窦性的心律、心率失常，有确切的疗效。其辨证要点是气血阴阳虚损而又有期前收缩，心悸、心慌为主要自觉症状的病人，均能收到明显效果。用方关键是要掌握好剂量和煎煮法。

（2）栝楼薤白半夏汤、枳实薤白桂枝汤证:《金匮要略·胸痹心痛短气病脉证治》中曰:“胸痹不得卧，心痛彻背者，栝楼薤白半夏汤主之。”“胸痹，心中痞，留气结在胸，胸满，胁下逆抢心，枳实薤白桂枝汤主之。”从原文描述，与现代临床所见冠心病心绞痛的症状非常相似。其辨证要点是胸翳、胸胁胀闷，且有舌苔厚，或腻，或黄，或白，临床多用于冠状动脉供血不足的胸痛、胸翳、心悸患者，常一剂即可缓解。

（3）真武汤证：充血性心力衰竭（CHF）是临床内科常见的急危重症和死因之一，早年本人曾探讨过真武汤在充血性心衰治疗中的应用及安全性问题，以中西医结合方法观察治疗 CHF 30 例，发现使用中药后临床症状及体征得以改善，尤其是加入中药前病人都存在不同程度的头晕、恶心、厌食等症状，加入中药后症状得以消除或减少，提高了临床的治疗效果和病人的生存质量。

慢性充血性心力衰竭的常见临床表现，在中医学中属“心悸”“水肿”及“喘证”等范畴，病机多属心肾阳虚，气虚、阳虚为本，血瘀水饮停聚为标。本病为慢性反复加重性疾病，本人以真武汤为基础方，温阳利水为主，方中主用附子以温肾助阳，化气行水。从《伤寒论》仲景于该方后说“附子一枚破八片”便可测知其量，在使用过程中并无人们普遍认为的附子燥热而出现的副作用。临床观察结果显示，在使用西药的同时加用中药，患者的临床症状、体征均有所改善，而且可减少对西药的依赖及副作用，提高病人的生存质量。

从临床所见，有不少经方在治疗心血管疾病上疗效确切，目前本人临床常用的炙甘草汤治疗心律失常；瓜蒌薤白半夏汤、枳实薤白桂枝汤治疗痰浊阻滞型心绞痛；四逆汤治疗心阳虚衰型休克，（受本方组成作用之启迪，早年于病房常以参附注射液抢救休克患者，往往作为首选药物使用，而效果良好）；麻黄附子细辛汤治疗阳虚型窦性心动过缓；桂枝加龙骨牡蛎汤治疗心脏神经官能症；真武汤或合葶苈大枣泻肺汤治疗心力衰竭等。临床上均参考使用。

2. 脑血管病

脑血管病是由于各种血管性原因引起的非外伤性脑局部血液循环障碍，出现神经损害的疾病，又称中风。临床上分出血性和缺血性两大类，其中又以缺血性为常见，从中医角度临床来讲虽见症多端，而谨守其“证”，应对其“方”，治疗上常可有取得奇效的空间。

（1）续命汤：本人学习黄仕沛教授运用续命汤治疗神经系统疾病之心得，特别是麻黄递加的经验，同样将此方应用于脑血管病和运动神经元疾病也获得良好的疗效。其中于临床上得仲景续命汤中使用麻黄一药之启发，在以此药为主治疗脑血管病过程中有如下之认识与体会：

相信续命汤的疗效。中风一病是威胁人类健康的三大疾病之一，《千金要方·诸风》云：“依古法用大小续命二汤，通治五脏偏枯贼风。”说明此方早已是中风病治疗的良方，尤其是中风病的急性期或缓解期。

麻黄的作用和安全性：当今临床每言及使用本药都有违忌之心，究其原因大概有三种；一怕发汗，二怕心律失常，三怕血压异常升高。麻黄确有兴奋神经之作用，古方“还魂丹”内就用麻黄，其实临床上用之得当，全无上述之不良反应，今天我们在治疗中风病中常配合使用麻黄一药，当代名医李可更提出“中风危证不避麻，活血化瘀望莫及”的说法。

在临床上运用本药，当以“身体不能自收，口不能言，冒昧不知痛处，或拘急不得转侧”为辨治之重点，只要其心律无特别异常均可给予麻黄，剂量从每剂12克开始，文火先煎十五至二十分钟，去其上沫，据病情可递增其量，效果之好使人意想不到，我们使用至今未发生有病人服药后出现心律或血压方面的副反应，但临床上应注意年老男性患者的小便情况，部分前列腺肥大病人易出现排尿困难现象，强调严格按照煎煮法服用。

得麻黄主药之作用，在临床上予以配合发挥，对于脑血管病的治疗，在急性期或缓解期多采用续命汤为主治疗，而后遗症患者，由于发病时间长，急性期已过，根据中医之病久入络，正气已虚，经脉瘀滞之理论，认为此时治疗上又当配合益气活血，化瘀通络，一方面加强气血运行，筋脉肌肉得以濡润，促进肢体功能的恢复，另一方面防止本病复发也是后遗症期的一个重要因素，益气活血有助气行、血运、脉通之作用，所以选方上又习惯以麻黄合补阳还五汤治之。

（2）抵当汤：本汤（丸）乃仲景之方，主治瘀血相搏，邪结以深，以水蛭、虻虫、桃仁、大黄组成，四药合而有活血通络、化瘀祛浊的功效。中医有所谓“气行则血行，祛瘀生新”等理论，早年我们根据黄仕沛教授之经验，在张仲景之抵当丸启发下，由生大黄、水蛭等精简化裁为中成药制剂“抗栓丸”，用以治疗中风病，具有活血祛瘀，通腑开窍的作用，现代研究也表明，抵当丸能降低脑损害及脑组织神经细胞变性，有改善患者神经功能的作用，为便于生产制作，将抵当丸中功效基本相同的桃仁、虻虫去掉，精简化裁为抗栓丸，以水蛭破血逐瘀，大黄泻热导瘀，由于中风患者一般病程长，而传统中药汤剂煎煮过程繁琐，患者很难长期坚持服用，把抗栓丸制成水蜜小丸，既避免高温水煎而破坏其有效成分，又方便服用，大大提高了患者服药的依从性。我们经过多年的临床观察发现，本药治疗缺血性脑中风效果良好。

3. 阿尔茨海默病及血管性痴呆

阿尔茨海默病及血管性痴呆在中医学中属于“呆病”“善忘”“文痴”“癫疾”等范畴，在病机上中医学多认为是髓海失充、痰瘀阻络而使五脏及脑髓濡养受累，神明失用，致其运行和对外界反应速度减慢，表现为脑功能的减退。但治疗上如仅针对髓海空虚、肾精不足而以填精补髓为治效果并不理想，在有关精神症状的描述方面，我们可以看到在《金匮要略·中风历节病证》篇附录中记载有“如狂状，妄行，独语不休，无寒热，其脉浮，防己地黄汤主之”，在《伤寒论》中“胸满烦惊，小便不利，谵语，一身尽重，不可转侧”之柴胡加龙骨牡蛎汤，以及发狂证的“其人发狂者，以热在下焦……下血乃愈”“小便自利，其人如狂者，血证谛也，抵当汤主之”，此外还有“虚烦不得眠，若剧者，必反复颠倒，心中懊恼，栀子豉汤主之”的虚烦证等描述，临床上对于本系列疾病的治疗，本人在经方的运用上多选用防已地黄汤及柴胡加龙骨牡蛎汤两方为主，病人如果属于躁动不安，言语善恶不避亲疏，甚则狂妄打骂者，又多以防已地黄汤合后世之周氏达营饮（本人认为此方实有抵当汤之意）治之，达营饮是现代江苏周医生经验方（三棱 60 克、莪术 60 克、赤芍 30 克、大黄 30 克），其理论依据就是通过下瘀血的方法达到开窍醒神的目的，仲景在抵当汤中之叙述“其人发狂者，以热在下焦……下血乃愈，所以然者，以太阳随经，瘀热在里故也，抵当汤主之”是一个启示。如终日自言自语、喃喃不休，记忆力严重减退的“呆病”“文痴”者，则选用柴胡加龙骨牡蛎汤治疗，上两方使用后病人往往都会出现大便泻下反应，如果病人不是出现泻下无度或腹痛暴泻等情况也不必惧怕，泻后病人的躁动之症状也随之安而无躁，但药前要向病人家属交代用药之反应，并嘱多饮汤水肉糜稀粥，以补充水分。

4. 周围神经疾病

周围神经疾病是指原发于周围神经系统结构或者功能损害的疾病，从临床症状观察大多属于中医之“痹证”范畴，包括血痹、脉痹、皮痹等，现代医学认为，本疾病导致的原因复杂，可能与营养代谢、药物及中毒、血管炎、肿瘤、遗传、外伤或机械压迫等相关，它们选择性地损伤周围神经的不同部位，导致相应的临床表现，常见病包括突发性面神经瘫、多发性神经炎，三叉神经痛及糖尿病周围神经病变、末梢神经炎等，目前治疗主要是病因治疗及对症支持处理为主，药物主要包括糖皮质激素、止痛药物、B 族维生素及针灸、理疗、按摩等措施，但确实存在一定的困难，作用效果不甚理想，部分药物副作用也大，存在长期大量使用，病人不能耐受等问题，对于此类疾病的中医认识，我们从气血与筋脉关系等方面去考虑，针对气虚血弱、筋脉失养的主要因素采取结合中药治疗，尤其是一些经方的选择使用往往取得意外效果，常用方包括续命汤、当归四逆汤、温经汤等，临床上或单用、或合方而用，灵活选择。

（陈国成）

二、试述经方合方应用的临床体会

经方以组方严谨，药少效宏著称。仲景把复杂、多变、动态的证和方相对应，并随证而变，随证而治，以求方证的最佳对应。有是证便用是方，治疗每一具体病症，有其相对应的最佳方、首选方，但由于临床的复杂性，证与方只是部分契合时，需要联合两首或两首以上的经方进行治疗，拓展范围，增强疗效。正如柯琴《伤寒来苏集》所言：“两汤相合，犹水陆之师，各有节制，两军相为表里，异道夹攻也。”结合黄师的经验和笔者的体会，试将经方合方运用的认识总结如下。

三、仲景所开的“合方”先河，为万世之典范

仲景本身就是合方运用的高手，根据病证的不同，设立了桂枝麻黄各半汤、桂枝二麻黄一汤、桂枝二越婢一汤、柴胡桂枝汤等。最为人熟知的桂枝麻黄各半汤出自《伤寒论》第23条：“太阳病，得之八九日，如疟状，发热恶寒，热多寒少，其人不呕，清便欲自可，一日二三度发。脉微缓者，为欲愈也。脉微而恶寒者，此阴阳俱虚，不可更发汗、更下、更吐也。面色反有热色者，未欲解也。以其不能得小汗出，身必痒，宜桂枝麻黄各半汤。”此身痒属太阳病邪不甚但久郁肌表，故得发小汗，解表透达发汗治之。由于无汗不得专用桂枝汤，因为寒少又不得专用麻黄汤，所以张仲景就各取两方的三分之一，调和营卫，刚柔并济。正如尤在泾说：“桂枝麻黄各半汤，助正之力，侔于散邪。”

四、作用相近的经方联合使用，加强疗效

1. 麻杏甘石汤合千金苇茎汤治疗痰热型咳喘

麻杏甘石汤出自《伤寒论》“辨太阳病脉证并治”，原治“汗出而喘，无大热者”，主清肺热。千金苇茎汤为《金匮要略》中治疗肺痈病的名方，治疗咳嗽有热，甚至咳吐脓血，其病机亦为痰热蕴肺，伤及阴津，热伤血络，痰瘀互结。黄师在临床上善于运用麻杏甘石汤合苇茎汤治疗痰热互结型的咳喘之证。我院脑病科以麻杏甘石汤合千金苇茎汤治疗痰热型的卒中相关性肺炎，经过临床观察研究，效果满意。

类方鉴别上，麻杏甘石汤合千金苇茎汤治疗之咳喘，与小柴胡汤、半夏厚朴汤、半夏苦酒汤治疗的咳喘不同，临床上需区别应用。如咳嗽伴寒热往来，口苦，纳差，黄师常使用小柴胡汤加诃子、桔梗。咳嗽以刺激性干咳为主者，黄师常用半夏厚朴汤，病人常感觉“咽中如有炙脔”，类似于慢性咽喉炎之类。平素见黄师较少运用半夏苦酒汤。半夏苦酒汤原文:“少阴病，咽中伤，生疮，不能语言，声不出者，苦酒汤主之。”半夏苦酒汤是少阴病的“咽中伤，生疮”，黄师云此方证往往病情不同一般，这个“生疮”可能与现代喉癌、急性咽峡炎等疾病有关，多是急危重病，预后较差，故少用。

2. 栝楼薤白半夏汤合枳实薤白桂枝汤治疗痰湿型胸痹

栝楼薤白半夏汤及枳实薤白桂枝汤均出自《金匮要略·胸痹心痛短气病脉证治》篇。我们常在临床上将栝楼薤白半夏汤、枳实薤白桂枝汤合用治疗胸痹。栝楼薤白半夏汤原文:“胸痹，不得卧，心痛彻背者，栝楼薤白半夏汤主之。”枳实薤白桂枝汤原文:“胸痹，心中痞，留气结在胸，胸满，胁下逆抢心，枳实薤白桂枝汤主之；人参汤亦主之。”两方功效同中有异，方中均有栝楼、薤白，均能宣痹通阳，宽胸理气，均可治疗“阳微阴弦”之胸痹。但栝楼薤白半夏汤中有半夏，燥水饮而降逆。

枳实薤白桂枝汤方内有桂枝、枳实、厚朴，枳实泄胸中之气，厚朴泄胁下之气，桂枝平冲定悸。其通阳散结、平冲下气作用更突出。“病痰饮者，当以温药和之”，予栝楼薤白半夏汤合枳实薤白桂枝汤治痰湿内盛的胸闷憋痛或痛及背肩，舌苔白腻者，效果更佳。

我曾治一刘姓患者，男，67 岁。因“反复胸痛 1 月余”前来就诊。患者于 1 月余前因突发心前区疼痛至广州某三甲医院急诊就诊，考虑为急性冠脉综合征，行支架植入术。术后继续服用西药治疗，但仍反复胸痛，呈心前区闷痛感，每次持续数分钟至半小时，再次至手术医院复查，谓“血管通畅”，继续服西药。患者仍反复胸痛，苦无良策，求治于中医以缓解症状。就诊时见患者时有胸痛发作，大便干结，眠差。舌淡，苔白腻，脉弦。辨其为痰湿型胸痹，予栝楼薤白半夏汤合枳实薤白桂枝汤：瓜蒌仁 30 克、薤白 15 克、姜半夏 15 克、枳实 20 克、桂枝 10 克、厚朴 10 克、甘草 5 克。服药 4 剂后，胸痛明显好转，大便通畅。继续随诊服药。

3. 半夏厚朴汤合桔梗汤治疗喉源性咳嗽

我们在临床上常用半夏厚朴汤合桔梗汤治疗喉源性咳嗽。这种咳嗽很常见，表现为刺激性咳嗽，干咳、讲话时则咳，或遇风则咳、连声不断，痰少色白质粘。按宣肺化痰止咳之法如桑菊饮之类难以奏效，又不属于寒饮之类宜用姜、辛、味之流。《伤寒论》第 311 条：“少阴病二三日，咽痛者，可与甘草汤；不差者，与桔梗汤。”半夏厚朴汤对慢性咽炎同样有效。慢性咽炎者常咽干、咽痛、咽部异物感、干咳，用嗓过度、疲劳、受凉、过食辛辣刺激之品等加重，迁延反复。予半夏厚朴汤加桔梗汤治疗，多能奏效。两方相合，祛痰止咳之力大大增强。

五、作用各异的经方联合使用，拓展用途

1.“中风三方互联”治疗中风、风眩

临床上，黄师还擅长以作用各异的经方联合起来治疗复杂的病证。

比如在《金匮要略》中风篇中有风引汤、防己地黄汤及侯氏黑散，这几个方子的功效用法各异。防己地黄汤“治病如狂状，妄行，独语不休，无寒热，其脉浮。防己一分、桂枝三分，防风三分，甘草一分。上四味，以酒一杯，渍之一宿，绞取汁。生地黄二斤，口父咀，蒸之如斗米饭久，以铜器盛其汁，更绞地黄汁，和，分再服”。本方连酒共六味，其他四味如防己、防风、桂枝、甘草用量甚轻，而鲜生地黄却用二斤。生地黄重滋阴养血，开后人育阴息风之端。风引汤以大队金石介类药如龙骨、牡蛎、石英、赤石脂、白石脂、石膏、寒水石、滑石配合大黄、甘草、桂枝、干姜以治“热瘫痫”。“瘫”者不动，“痫”者妄动也。故风引汤又开金石介类重镇潜阳之端。侯氏黑散“治大风，四肢烦重，心中恶寒不足者”。《外台》治风癫。该方重用菊花，《神农本草经》载：“主风头眩，肿痛，目欲脱，泪出，皮肤死肌，恶风，湿痹，久服利血气。”后世菊花是凉肝息风的要药，如羚羊角钩藤汤配以羚羊角、钩藤、白芍、桑叶等治肝阳上亢、肝风内动头目眩晕、四肢抽搐。

黄师常以防己地黄为基础结合风引汤、侯氏黑散之主药（金石药，菊花）互联而成一方，称为“中风三方互联”治疗中风、风眩等证，既收后世平肝息风之效，又保留了经方效专力宏的特色，运用得当，疗效颇佳。黄师总结，中风之病多见肝阳暴亢，肝阴亏耗，除须柔静以填阴，滋水以涵木之外，还须用介类金石药以潜阳。风眩症发作时如坐舟船，旋转不止，不能自控，此为风证，阴津亏耗，肝风内动。黄师治疗此证时也联合防己地黄汤、风引汤、侯氏黑散治疗，共奏养阴凉肝息风、重镇潜阳之效。

2. 当归芍药散合桂枝茯苓丸治疗水瘀内停证

桂枝茯苓丸原治妇人素有癥块致妊娠胎动不安或漏下不止之证。《金匮要略·妇人妊娠病脉证并治第二十》：“妇人宿有癥病，经断未及三月，而得漏下不止，胎动在脐上者，为癥痼害。妊娠六月动者，前三月经水利时，胎也。下血者，后断三月衃也。所以血不止者，其癥不去故也，当下其癥，桂枝茯苓丸主之。”当归芍药散出自《金匮要略》，由当归、芍药、泽泻、白术、茯苓、川芎组成。“妇人腹中诸疾痛，当归芍药散主之”。本方原治妇人腹痛，有养血活血、健脾利水之效。黄师常将两方相合，用于水瘀内停的子宫肌瘤、前列腺增生、甲状腺结节等妇科、内科疾患。

六、作用相反的经方联合使用，独辟蹊径

麦门冬汤与甘草干姜汤均为《金匮要略》中治疗肺痿的主方，但后世方书多分之为虚寒、虚热二型。前者用甘草干姜汤，后者用麦门冬汤。《金匮要略》曰：“肺痿吐涎沫而不咳者，其人不渴，必遗尿，小便数。所以然者，以上虚不能制下故也。此为肺中冷，必眩，多涎唾，甘草干姜汤以温之。若服汤已渴者，属消渴。”又曰：“大逆上气，咽喉不利，止逆下气，麦门冬汤主之。”看之似寒热两途相异，但临床上，很多咳喘的病人涎沫未止就气津已伤。在治疗中，肺体虽得滋润，但涎沫却一时难化，肺中津液难复，颇为棘手。麦门冬汤气阴双补，养阴润肺，益胃生津。甘草干姜汤用于治疗中焦阳虚，脾弱肺寒。两方合用，既可养气阴之不足，又可除虚寒之涎沫，相得益彰，临床上用于体虚久病之肺炎、慢性阻塞性肺病等证见咳嗽，痰多色白质稀，气短，口干，舌淡少苔，脉细无力者，效果显著。

（潘林平）

七、从“但见一证便是”谈谈特异性方证

《伤寒论》全书398条条文，各条文分列于“辨 × 病脉证并治”之下，其层次是病、证、方证。张仲景创病下系证，证下系方，方随证出，

方证相应，理法方药一体的方证治法体系。辨病证是前提，辨方证是落脚点，也是《伤寒论》辨证施治的特点和精华所在。《伤寒论》第16条："观其脉证，知犯何逆，随证治之。"第317条："病皆与方相应者，乃服之。"使方证对应的思想更趋明确。研读《伤寒论》会发现，《伤寒论》中113方都是"证以方名，方由证立，方证一体，有是证必有是方"，构成了《伤寒论》证治的主要内容。方证对应，则要求方与证候相应——尤其是与特异性证候丝丝入扣。因此，把握经方的特异性证候非常重要。

1. 如何理解"但见一证便是"？

在《伤寒论》中，小柴胡汤的适应证多，应用范围广。医书每将"寒热往来，胸胁苦满，嘿嘿不欲饮食，心烦喜呕"称为小柴胡汤之"四大主证"，将"口苦、咽干、目眩"称为"提纲证"。然《伤寒论》原文又提出"有柴胡证，但见一证便是，不必悉具"。对于"但见一证便是，不必悉具"，如何理解？首先，这"一证"，必定是能够反映疾病本质的特征性证候，是与这个经方相对应的最佳切入点。第二，临床上只要找到与仲景的描述相契合的特异性方证，便可放胆使用而不必强求脉、舌、症面面俱备，这实际上是在重复仲景当年的治病实践，颇有执简驭繁，驾轻就熟之妙。比如，就发热而言，我在临证中的体会是有如下特征性表现则用小柴胡汤：①往来寒热：即少阳病的典型热型，遇到便可用，属于"主之"的范围。往来寒热也可理解成周期性、定时发作性发热，对此类发热，首选小柴胡汤。②伴有正气不足的发热：如老人、小儿、久病、妇女经期等出现的发热，只要热象不明显，均可选用。③伴有消化道症状的发热：尤其"呕而发热"，发热与呕吐并见，便予小柴胡汤。④发热伴有少阳经脉循行部位的症状：与少阳经脉循行部位相关的症状有咽干、目眩、两耳无所闻、胸胁苦满、偏头痛等。因此临床上如发热伴偏头痛、目赤肿痛、耳鸣耳聋等，可考虑用小柴胡汤。

2. 什么是特异性方证？

"特异性方证"，就是方和证之间的特异性的关联，只要出现这样的

“证”，就选用这个经方，具有精准、快捷、高效的特征。《伤寒论》的核心是方证，但方证之间的关联程度并不一样，有主之、宜、可与、不可与的区分，其中，只有“主之”的方证之间关联程度最高，《伤寒论》条文中大部分是“主之”的方证，在这些条文中可探求“特异性方证”。

首先，证有主证、兼证、变证、夹杂证之分，特异性方证应该是决定全局而占主导地位的主证，针对主证处方才能解决主要矛盾，主证得以解决，附属于主证的兼证、变证、夹杂证也就自然迎刃而解。其次，特异性方证应该是可明显区别于其他方证的特征性证候。第三，“特异性方证”具有高度可重复性，临床运用的时候可以省略六经、八纲、脏腑等辨证的过程而径直使用，有精准、快捷、高效的优势。例如桂枝汤以汗出、发热、恶风为特征性证候，麻黄汤证以恶寒身痛、无汗而喘为特征性证候，柴胡汤以寒热往来、口苦、喜呕、胸胁苦满为特征性证候，因此汗出、发热、恶风者给予桂枝汤，恶寒身痛、无汗而喘者，给以麻黄汤，寒热往来、喜呕、胸胁苦满者，给以小柴胡汤，便可收方证相应之效。

八、怎样把握特异性方证?

1. 熟读原文，方证了然于心

只有熟读原文，才能驾轻就熟，顺手拈来，这是医者临证的基础。如《医宗金鉴·凡例》所说：“医者书不熟则理不明，理不明则识不清，临证游移，漫无定见，药证不合，难以奏效。”反复诵读，把方证记熟，在临床时才能得心应手。

2. 以方证关系、药证关系为主要研究目的

仲景之辨证施治，有是证用是方，有是证用是药；方随证变，方随法改，药因方易；药味之进退，药量之增减，皆有理法可循：可视为方药辨证之典范。故仲景学术研究当以探究方证关系，药证关系为主要

目的。

3. 以原文明言之病理、治法、治则为研究准则

仲景著作对一些病理、治法、治则原有明确的表述，如所言之病理有“心下有水气……渴者，此寒去欲解也”“恶寒者，虚故也”“潮热者，实也”，明言之治法有“先温其里，乃攻其表”“表解者，始可攻之”等。其所言虽简朴而所指确切，言因少而弥足珍贵，当作为研究方证关系、药证关系之主要依据。对于理法的探讨，最可靠、最接近仲景原义的，应是以论释论，互参互证，而非另起炉灶，泛骛远引。故在此研究过程中，宜慎言仲景未言之医理，慎言仲景未言之药性，慎言仲景未言之方义，慎言仲景未言之治法。

4. 从仲景书中求索用药思路

要理解《伤寒论》中的方药，首先应当弄明白张仲景选方用药的思路，对《伤寒论》中的方药进行理论上的还原性分析。自《伤寒杂病论》问世，其所载方剂历经 1800 余年的临证应用，其功效除了论中所表述的之外，经过历代医家的临证探索，其应用范围大大地扩展了。但是这些应用，是后世的认识或发明，这是方剂学研究的内容，而不是仲景原意。因此不能用后世的理论来解说《伤寒论》的用药特点或规律。以后世对药物的理解为依据，解说《伤寒论》的用药，可以说是《伤寒论》研究中的误区之一。黄师始终强调要回到原文中去求索用药思路。比如，黄师曾治疗一强直性脊柱炎患者，颈项背痛已多年，近年渐觉腰项屈伸俯仰不利，疼痛加甚。黄师处以：葛根 90 克、麻黄 20 克（先煎）、桂枝 20 克、白芍 60 克、防己 30 克、白术 30 克、熟附子 15 克、炙甘草 30 克、大枣 20 克、生姜 10 克、砂仁 10 克（后下）。药后诸证顿减。黄师指出：此葛根汤证也，《伤寒论》31 条曰：太阳病，项背强几几，无汗恶风者，葛根汤主之。第十五条曰：太阳病，项背强几几，反汗出恶风者，桂枝加葛根汤主之。世人阅此二条，多从太阳病三字着眼，或多从有汗无汗着眼。黄师指出：若从太阳病三字着眼，仅以本方为解表之剂，是以其用窄矣。若仅从有汗无汗着眼，则不解仲景原意矣。究其原仲景治项背强几几，不拘是否表证。如强直性脊柱炎非一日病，何来表证？又常人何会自汗，故仲景治项背强几几，必以葛根汤为主。因常人不会自汗，特殊体质方会无端出汗，故原文加一个“反”字，是迫不得已才不用麻黄也。麻黄实为温经止痛之要药，仲景治痹诸方多有此品。第35条麻黄汤八大证：太阳病，头痛、发热、身疼、腰痛、骨节疼痛、恶风、无汗而喘，八大证中有一半是痛证，仲景以麻黄止痛之意，可见一斑。

九、特异性方证的实践

黄师治一中年女性，子宫内膜癌化疗术后频频呕吐，口泛清唾，兼见头痛。黄师予吴茱萸汤治疗，三剂诸症改善。黄师特别重视方证相应，临床上凡见到“干呕，吐涎沫，头痛者”，便径直独投吴茱萸汤，而不斤斤计较肝胃虚寒、浊阴上逆之病机、病程、体质等。为何能如此肯定？成无己曰：“干呕吐涎沫者，里寒也；头痛者，寒气上攻也。与吴茱萸汤温里散寒。”（《注解伤寒论》）即“干呕，吐涎沫，头痛”已指出了本方适用的特异性方证，已经反映出这种虚寒性疾病的特殊表现，抓住这些特征性症候，就已经可以开出高效方剂。只要方证相符，便可信手拈来，执简驭繁。正如柯韵伯所言：“仲景之道，至平至易；仲景之门，人人可入。”

又如黄师治29岁女性王某，其6年前开始出现情绪低落，常欲哭泣，幻听、幻觉，偶有胸闷，眠差，多梦。黄师处方：甘草30克、浮小麦60克、大枣20克、百合60克。服药三剂后，患者情绪低落、常欲哭泣明显改善，幻听、幻觉减少。“妇人脏躁，喜悲伤欲哭，象如神灵所作，数欠伸，甘麦大枣汤主之”。此方证的特征性表现为“喜悲伤欲哭”，有此症状者径直投之，每多获效。

再如，黄师常以柴胡加龙骨牡蛎汤治疗精神情志类疾病。“伤寒八九日，下之，胸满烦惊，小便不利，谵语，一身尽重，不可转侧者，柴胡加龙骨牡蛎汤主之”。黄师指出，本方以“胸满烦惊”为辨证眼目，只要见“胸满烦惊”的特异性症候，就直接选用。我用于以胸满（胸闷、胸痛）、烦惊（心烦、烦躁、失眠、惊悸）为主的癔病、神经官能症、焦虑症、更年期综合征等精神情志类疾病，投之也同样获效。

我曾治一中年女性，半年前咳嗽频频，干咳无痰，经中西医诊治不愈，来我门诊求治。患者素有焦虑，症状甚多，但诉喉中如有物梗阻感尤为突出。我顿悟“喉中如有物阻感”为特异性方证，《金匮要略》曰：“妇人，喉中如有炙脔。半夏厚朴汤主之。”即予此方原方治之，3 剂病除。又如，我曾治一位十二指肠球部溃疡患者，兼见有神疲、嗳气、泛酸等症状，但以上腹部跳动感最为突出，夜间尤甚，影响睡眠。《伤寒论·太阳病中篇》第 70 条：伤寒二、三日，心中悸而烦者，小建中汤主之。此“心中悸”不单是指心跳不安，也指上腹部悸动不适。此乃特异性方证，即予小建中汤原方治之，3 剂获效。

黄师不尚空谈，反对投入过多精力在理论上研究《伤寒论》，主张忠实地实践经方。黄师常说：“能用经方的病人不用时方，诊病时先要考虑经方。”他很少和我们谈论五运六气、升降浮沉之类的理论，而是在临床上忠实地实践经方。正本清源、返璞归真地用仲景思想诠释经方内涵，方证对应、亦步亦趋地践行经方疗效，是我们这个经方团队最深的体会和最大的收获，更是我们今后继续学习和运用《伤寒论》的目标和方向。

（潘林平）

十、经方在脑病中的运用经验总结

广州市越秀区中医医院的脑病科是广东省中医特色专科、广州市中医重点专科，经过 20 多年的建设，已成为中医特色鲜明的脑病专科。此外，我院脑病科还承担了黄仕沛全国名中医工作室、陈国成广州市名中医工作室的建设工作，对两位老师在脑病中的经方应用经验进行收集与总结，现将经方在脑病科的运用经验总结如下。

（一）经方治疗脑病的条文分析

黄师对脑病的治疗有丰富的经验，我们跟师查房及门诊均多次亲历其运用经方治疗中风、多发性硬化、格林巴利综合征等有起死回生之妙。他对《金匮要略·中风》的续命汤及篇中各方在脑病的运用有精辟的见解，并多次在讲座中授课，兹录如下。

续命汤为《金匮要略·中风历节病脉证并治》的附方，是宋代林亿等重新整理《金匮玉函要略方》时，采集散在于《古今录验》中的方剂。续命汤可以说乃一首“千古奇方”，用之得当，效如桴鼓。但由于历代对“中风”的认识有异，故对续命汤的临床应用也是毁多于誉，此方也就成了“千古冤案”。中风一证，从病因学来说，唐、宋以前多以“内虚邪中”立论。《金匮要略》《外台秘要》《千金要方》等均以续命汤为治。金元以后，特别是近代突出“内风”为主，名方埋没，诚可叹也。

1. 续命汤

（1）源流：续命汤是林亿从《古今录验》一书中辑录而来的。《千金要方》、《外台秘要》以续命汤为名之方，不下三十首。两书中治风之剂即使不叫“续命”，但方中药物，多是类同“续命”。

（2）方证：续命汤的方证，以“中风痱”为“的证”。“中风痱”不同于现在的脑血管意外，也不同于《内经》的“厥证”“痿证”。而临床上续命汤也常用于中风偏枯者（脑血管意外）。原文可以这样理解：“中风痱”是“中风”的一种。“中风”是一类疾病的总称，如《千金方》：“中风大法有四：一曰偏枯，二曰风痱，三曰风懿，四曰风痹。”“身体不能自收持”指四肢肌力下降，肌张力降低。“冒昧不知痛处”指感觉障碍。“口不能言”，指言语蹇涩，吞咽功能障碍。“拘急不得转侧”，指肌张力增高及伴发神经性疼痛等症状。“并治但伏不得卧，咳逆上气，面目浮肿”，指的是重症损及呼吸肌或伴发肺部感染。

（3）组成

①综合唐代以前多首续命汤的组成观之，此类方的药物大致上由几类药物组成：

辛温类：如麻黄、桂枝（桂心）、细辛、独活、干姜、生姜、附子、防风等。

寒凉类：如石膏、羚羊角、升麻、生地、天冬、麦冬、石斛、地骨皮、黄芩、葛根、荆沥、防已等。

养血活血类：如当归、芎䓖、芍药等。

补气类：如人参、白术、茯苓、甘草等。

②麻黄是最为关键的药物。

麻黄一药，首载于《神农本草经》：“主中风，伤寒头痛，温疟，发表出汗，去邪热气，止咳逆上气，除寒热，破癥坚积聚。”麻黄的六大功用为解表发汗、止痛、平喘、利尿消肿、振奋沉阳、破癥坚积聚。续命汤用麻黄是取其温散宣通、振奋沉阳。续命汤用麻黄不在乎发汗，方后所云“汗出则愈”，不同于表证的“邪从汗泄”。黄师认为“汗出”是服药后药力已到了“知”的程度而已。麻黄与桂枝相配主要是为了减轻麻黄致心悸的副作用，即监制作用，而非单纯的“协同”作用。现代药理认为，麻黄中所含麻黄碱具有兴奋中枢神经作用，较大治疗量即能引起大脑皮层和皮层下中枢特别是脊髓的兴奋。同时，麻黄碱可致汗出、心悸、烦躁，故仲景必“先煮去上沫”，主要是针对麻黄碱。

麻黄的用法、用量是获效的关键。麻黄的功用及发汗力取决于：个体差异（耐受性）、绝对用量、服药方法、配伍。麻黄用于平喘黄师通常用6～10克，温通、发汗则15克以上，最重用过35克，每日两剂，即一日量70克。但耐受量因人而异，所以安全起见从小剂量开始，每天（次）递增为宜。黄师通常每天（次）递增3克，至起效或不适便中止或减少用量。如病者服药后，烦躁不寐，可嘱咐病人中午 12 点前服药。现代药理研究麻黄可致血压升高。但据临床所见，有高血压史的中风病人，服用续命汤后，血压变动并不明显。

2.《金匮要略·中风》篇其它中风方的启示

除《古今录验》续命汤外,《金匮要略·中风》篇中所载中风方还包括：候氏黑散、风引汤、防己地黄汤，并有附方:《千金》三黄汤。各方各有适应证，各有特点。

千金三黄汤“治中风手足拘急，百节疼痛，烦热心乱，恶寒，经日不欲饮食”。组成为麻黄五分、独活四分、细辛二分、黄芪二分、黄芩三分。

候氏黑散“治大风四肢烦重，心中恶寒不足者。《外台》治风癫。”菊花四十分、白术十分、细辛三分、茯苓三分、牡蛎三分、桔梗八分、人参三分、矾石三分、黄芩五分、当归三分、干姜三分、川芎三分、桂枝三分。因本方菊花用量特重，黄师谓此方开平肝息风之先河。

风引汤“除热瘫痫”。组成为大黄、干姜、龙骨各四两，桂枝三两，甘草、牡蛎各二两，寒水石、滑石、赤石脂、紫石英、石膏各六两。因此方由金石类药物组成，黄师谓此方开重镇息风之先河。

防己地黄汤“治病如狂状，妄行，独语不休，无寒热，其脉浮”，组成为防己一钱、桂枝三钱、防风三钱、甘草一钱。上四味，以酒一杯，浸之一宿，绞取汁；生地黄二斤，父咀，蒸之如斗米饭久，以铜器盛其汁；更绞地黄汁，和，分再服。经方中描述肢体摇动的还有真武汤证、苓桂术甘汤证、防己茯苓汤证，防己地黄汤证以育阴养液为主。防己地黄汤用生地，非重用不足以为功。仲景凡地黄剂均与酒同用，几成定例。地黄在仲景书中使用凡十处，其中三处用生地黄，即炙甘草汤、百合地黄汤、防己地黄汤。仲景时未有熟地黄，生地黄即鲜地黄，干地黄即现今生地黄。现无鲜地黄故用生地黄代之。而三方证均以“神”有关。

（二）经方在脑病科的运用体会

在中风的认识上，仲景论中风分为二纲四目，即以外风、内风为纲，中络、中经、中腑、中脏为目。仲景据证而辨轻重，从而确定治疗大法，对临床颇具指导意义。我院脑病科将经方运用于各种脑病的治疗，取得良好的效果。

1. 续命汤

承袭黄师运用续命汤治疗神经系统疾病的心得，特别是将麻黄递加的经验，结合实践与体会，我院脑病科于2010年起将中风气虚血瘀型的主方优化为《古今录验》续命汤。优化后很多患者的神经功能缺损得到良好的改善，充分体现了中医经典的优势。我们的体会是：

（1）相信续命汤的疗效。《千金要方·诸风》云："依古法用大小续命二汤，通治五脏偏枯贼风。"说明此方早就是中风病治疗之良方。对气虚血瘀型的中风，很多医生习用补阳还五汤，开始时不太相信续命汤的疗效。多年观察所见，续命汤对气虚血瘀型的中风确有疗效，而且在中风的早期运用效果最好。续命汤以麻黄为主药，配伍川芎、桂枝、人参、当归等温通之品，对阳虚寒凝的中风效果尤佳。又方中有石膏等药物缓和大队辛温药物的温燥之性，只要辨证准确，不会出现严重"上火"的副反应。相比较而言，补阳还五汤中有大队活血化瘀之品，但温通之力较续命汤弱，用于血瘀明显的后遗症期较为合适。

（2）对麻黄的安全性不必过虑。很多医生对麻黄有所畏忌，特别是生麻黄。究其原因有三，一怕心律失常，二怕血压升高，三怕加重前列腺增生、青光眼等。不会用麻黄，不是好医生。麻黄有兴奋神经之作用，古方"还魂汤"内用麻黄，今更有借麻黄制以冰毒就是利用这一特性。续命汤治疗中风病必须使用麻黄一药。当代名医李可更提出："中风危证不避麻，活血化瘀望莫及。"只要其心律无特别异常均给予麻黄，剂量从每剂10～12克开始。文火先煎20～30分钟，据病情每次递增3克。此外，麻黄与桂枝相配，取其监制作用。《伤寒论》第64条：“发汗过多，其人叉手自冒心，心下悸，欲得按者，桂枝甘草汤主之。”至起效或不适便中止或退减用量。如病者服药后，烦躁不寐，可嘱咐病人上午服药。至今未发生有病人服药后出现严重的副作用。

（3）把握“方证相应”的原则。本方以“身体不能自收，口不能言，冒昧不知痛处，或拘急不得转侧”为辨治之重点，只要符合此方证，无明显热象及心律异常，均可选用。

2. 泽泻汤

黄师在眩晕一证中常选泽泻汤为基础方，“心下有支饮，其人苦冒眩，泽泻汤主之”。痰饮篇中，其它的方剂包括：五苓散、真武汤、苓桂术甘汤等，临床均可联合泽泻汤使用以治疗眩晕发作。脑病科将泽泻汤写入眩晕病的临床治疗路径中，加以应用，取得了很好的疗效。

3. 平肝降压汤

陈国成老师根据经方候氏黑散之重用菊花以平肝息风的启示，结合多年临床经验自创的平肝降压汤，已成为我院的协定处方，因价格低廉、疗效显著、安全性好，深受广大脑病患者的欢迎。

平肝降压汤组方：天麻15克，钩藤25克，牛膝30克，杭菊15克，白芍15克，茯苓15克，牡蛎60克，川芎20克。以汤剂形式煎服。

主症：半身不遂，口舌歪斜，口角流涎，舌强言謇，眩晕或头痛。舌红苔薄，脉弦。

兼症：视力减退，两目干涩，少寐健忘，心烦口干，耳鸣，神疲乏力，腰酸膝软。

功效：平肝潜阳，滋养肝肾。

主治：肝肾阴虚、肝阳上亢型的脑卒中、高血压、失眠等。

加减法：若见阴虚较盛，可选生地、麦冬、玄参等滋补肝肾之阴。若肝阳化火，肝火亢盛，表现为眩晕、头痛较甚，耳鸣、耳聋暴作，目赤，口苦，舌红苔黄燥，脉弦数，可选用羚羊骨、菊花、夏枯草等清肝泻火。若肝火扰动心神，失眠、烦躁者，加羚羊角、石决明。肝火化风，肝风内动，肢体麻木、颤震者，加全蝎、地龙、僵蚕，息风止痉。

4. 柴胡加龙骨牡蛎汤

中风后抑郁是脑卒中后常见并发症之一，中风后抑郁的出现极大地影响了患者的生活质量。根据老师运用经方的学术特色，脑病科以柴胡加龙骨牡蛎汤对中风后抑郁患者进行治疗。柴胡加龙骨牡蛎汤出自《伤寒论》第107条，原书主治“伤寒八九日，下之，胸满烦惊，小便不利，谵语，一身尽重，不可转侧者”。全方寒温并用，攻补兼施，具有疏肝理气、重镇安神之功，尤适用于病情错综复杂的证候，曾被认为是用于治疗抑郁症最适合的古方之一。柴胡加龙骨牡蛎汤由柴胡、黄芩、半夏、人参、龙骨、牡蛎、桂枝、大黄、茯苓、生姜、大枣、铅丹组成，属于小柴胡汤加减方。《医方集解》云：“柴胡汤以除烦满，加茯苓、龙骨、牡蛎、铅丹，收敛神气而镇惊；而茯苓、牡蛎又能行津液、利小便，加大黄以逐胃热、止谵语；加桂枝以行阳气，合柴胡以散表邪而解身重，因满故去甘草。”根据原文分析，伤寒八九日，推知当有胸胁胀满，纳呆，恶心或口苦，咽干、目眩等少阳证，当以小柴胡汤解之，医者误下，以致邪热内陷，又伤正气。其中烦惊、谵语为精神症状，胸满，小便不利，一身尽重为躯体症状，尤其以胸满烦惊为辨证的核心。临床见脑卒中后抑郁症患者胸满（胸闷）、烦（心烦、懊侬、烦躁）、惊（惊悸、惊醒）、一身尽重（疲乏、意志消沉、情绪低落）、谵语（意识错乱）等，便可运用此方进行治疗。

此外，脑病科还尝试将防己地黄汤治疗阴虚型的血管性痴呆，用麦门冬汤、甘草干姜汤、麻杏甘石汤合千金苇茎汤治疗卒中相关性肺炎等，均取得良好的效果。“路漫漫其修远兮，吾将上下而求索”，两位老师高尚的医德、精湛的医术永远是我们学习的榜样。在今后的日子里，我们决心继续努力，牢记老师的教诲，研读古籍、温故知新，反复临床和实践，不断总结与提高，把经方充分运用在专科建设中，推进中医专科的不断发展。

（潘林平）

十一、仲景治疗咳喘的思路浅探

张仲景对咳喘从病因病机、证治方药等方面做了详细的论述。《伤寒论》主要集中在太阳病脉证并治篇论述。《金匮要略》包括：咳嗽上气、支饮、肺痿、肺痈、肺胀等，见于“肺痿肺痈咳嗽上气病”“痰饮咳嗽病”“五脏风寒积聚病”等篇章。《金匮要略》前二十二篇共载方 205 首，其中涉及的肺系病证常用方有 40 余首，见于桂枝汤类方、麻黄汤类方、小青龙汤类方、苓甘五味姜辛汤类方、越婢汤类方、栝楼薤白汤类方、防己黄芪汤类方、百合地黄汤类方以及泻肺汤类方中。

（一）咳喘的病因病机思路

概括而言，《伤寒论》中咳喘的病因病机可分为虚和实两大方面，实证多于虚证。邪气盛则实，实证又可分为外感致病和相兼致病。外感又分为风寒与风热之邪，治疗风寒致病的常用方有麻黄汤、桂枝加厚朴杏子汤、甘草麻黄汤等。治疗风热致病的常用方有麻杏甘石汤、越婢加半夏汤等。相兼致病的邪气可为风、寒、痰、饮、热等相兼，比如外寒内饮之小青龙汤证、寒饮夹热的厚朴麻黄汤证、小青龙加石膏汤证。还可虚实夹杂，如木防己汤证。精气夺则虚，虚证又有气血阴阳亏虚之别。常用的经方包括治疗肺胃阴虚的麦门冬汤、肺脾阳虚之甘草干姜汤、肾气亏虚之肾气丸等。

从六经的角度看，太阳经的咳喘为表证、实证，并且以寒证居多，多用辛温解表之方，如麻黄汤类方、桂枝汤类方。阳明经的咳喘为里实热证，多用清法及下法，如承气汤类方。少阳经的咳喘表现多样，多用和法，如柴胡汤类方。太阴经的咳喘未见明确阐述。少阴的咳喘为里虚寒证，以肾阳虚为主，如真武汤、麻黄附子细辛汤；也有里虚热者，如猪苓汤。厥阴之咳喘为寒热虚实夹杂之证。

（二）治疗咳嗽的类方条文举例

1. 麻黄汤类方代表方——麻黄汤、麻杏甘石汤、小青龙汤、射干麻黄汤、越婢加半夏汤

太阳病，头痛发热，身疼腰痛，骨节疼痛，恶风，无汗而喘者，麻黄汤主之（35）。太阳与阳明合病，喘而胸满者，不可下，宜麻黄汤（36）。

发汗后，不可更行桂枝汤。汗出而喘，无大热者，可与麻黄杏仁甘草石膏汤。（63）。

伤寒表不解，心下有水气，干呕，发热而咳，或渴，或利，或噎，或小便不利，少腹满，或喘者，小青龙汤主之（40）。伤寒，心下有水气，咳而微喘，发热不渴，服汤已，渴者，此寒去欲解也。小青龙汤主之（41）。咳逆倚息不得卧，小青龙汤主之。

肺胀，咳而上气，烦躁而喘，脉浮者，心下有水，小青龙加石膏汤主之。

咳而上气，喉中水鸡声，射干麻黄汤主之。

咳而上气，此为肺胀，其人喘，目如脱状，脉浮大者，越婢加半夏汤主之。

2. 桂枝汤类方代表方——桂枝加厚朴杏仁汤

喘家，作桂枝汤，加厚朴、杏子佳（18）。太阳病，下之微喘者，表未解故也，桂枝加厚朴杏仁汤主之（43）。

3. 承气类方代表方——大承气汤、厚朴大黄汤

阳明病，脉迟，虽汗出，不恶寒者，其身必重，短气，腹满而喘，有潮热者，此为欲解，可攻里也。手足濈然汗出者，此大便已硬也，大承气汤主之（208）。病人小便不利，大便乍难乍易，时有微热，喘冒不能卧者，有燥屎也，宜大承气汤。（242）

支饮胸满者，厚朴大黄汤主之。

4. 柴胡汤类方——小柴胡汤、四逆散

伤寒五六日，中风。往来寒热，胸胁苦满，默默不欲饮食，心烦喜呕，或胸中烦而不呕，或渴，或腹中痛，或胁下痞鞕，或心下悸，小便不利，或不渴，身有微热，或咳者，小柴胡汤主之。（96）

少阴病，四逆，其人或咳，或悸，或小便不利，或腹中痛，或泄利下重者，四逆散主之（318）。

5. 姜附类方——甘草干姜汤、真武汤

《金匮要略·肺痿肺痈咳嗽上气病》曰："肺痿吐涎沫而不咳者，其人不渴，必遗尿，小便数。所以然者，以上虚不能制下故也，此为肺中冷。必眩，多涎唾，甘草干姜汤以温之。"

少阴病，二三日不已，至四五日，腹痛，小便不利，四肢沉重疼痛，自下利者，此为有水气。其人或咳，或小便利，或下利，或呕者，真武汤主之（316）。

（三）经方治疗咳喘的规律浅析

1. 配伍规律

（1）麻黄为平喘要药：麻黄与石膏配伍以平喘清热；麻黄与射干配伍开痰散结；麻黄与厚朴、杏仁配伍宣肺理气除满；麻黄与细辛、款冬花、紫菀、半夏配伍宣肺散寒，止咳化痰。

（2）阳虚重用甘草配干姜：此即甘草干姜汤，是治疗阳虚之肺中冷，多涎唾的基础方。此方重用甘草四两，干姜二两，加附子即为四逆汤，加人参、白术为理中汤，加白术、茯苓为肾着汤，加细辛、五味子、半夏等即为散寒化饮之小青龙汤。

（3）肺痈用桔梗：桔梗擅长化痰止咳，《药征》云："桔梗主治浊唾肿脓也，旁治咽喉痛。"桔梗与甘草相配便是桔梗汤，为化痰利咽的基础方。"少阴病，二三日，咽痛者，可与甘草汤。不差，与桔梗汤（311）"。风热之邪犯肺，肺气不利，上逆于肺则生咳嗽。桔梗汤药虽二味，能起到宣开肺气，清利咽喉的作用，则咳嗽自止。

（4）阴虚重用麦冬配半夏：麦门冬在经方中主治羸瘦而气逆、咽喉不利者。麦门冬汤为治疗阴虚咳嗽的代表方。原方麦冬配半夏之容量比为7：1，麦冬必须重用。半夏辛温燥湿，化痰降逆，即使阴虚咳喘之证半夏也不可或缺，但用量宜小。若为痰饮之咳喘，则半夏剂量要大，比如小青龙汤（半夏半升、麻桂芍姜辛各三两）、厚朴麻黄汤（半夏半升、厚朴五两、麻黄四两）。

（5）肺有寒饮多用半夏、干姜、细辛、五味子：治咳重用温肺之药。仲景治寒饮停肺之咳喜用姜、辛、夏、味，与其治痰饮之"病痰饮者，当以温药和之"的思想是一致的。

（6）饮热加石膏：任应秋说："石膏为清除肺胃热实药，表里两热证最擅长。"《药性赋》云："石膏治头痛，解肌而消烦渴。"咳喘有热者，常加石膏解肌除热，如麻杏甘石汤、越婢加半夏汤等。

2. 治疗特点

（1）实证多于虚证，治疗以祛邪为主。在《伤寒杂病论》中，用于治疗咳喘的方多以祛邪为主，比如桂枝汤类方、麻黄汤类方、小青龙汤类方、苓甘五味姜辛汤类方、越婢汤类方、栝楼薤白汤类方等，具体方剂包括：麻黄汤、麻杏甘石汤、甘草麻黄汤、小青龙汤、小青龙加石膏汤、大青龙汤、越婢加半夏汤、射干麻黄汤、厚朴麻黄汤、小柴胡汤、四逆散、葛根芩连汤、苓甘五味姜辛汤、苓甘五味姜辛夏汤、苓甘五味姜辛夏杏汤、大承气汤、厚朴大黄汤、葶苈大枣泻肺汤、小陷胸汤、桔梗汤、半夏厚朴汤等。观其治疗咳喘的药物可知，麻黄、桂枝、生姜、半夏、杏仁、细辛、干姜、石膏、黄芩等为常用药物，也属祛邪之药，可见仲景治疗咳喘侧重于祛邪。

（2）仲景在祛邪的同时不忘扶正。仲景在祛邪同时也不忘虚性咳喘，创立了如治疗肺胃阴虚的麦门冬汤、肺脾气虚之甘草干姜汤、肾气亏虚之肾气丸等的经典方药。同时，对实中夹虚之证，在祛邪之剂中也常加入甘草、大枣，既健运脾气，又调和诸药。

（3）寒证多于热证，治咳重用温肺之药。仲景创立了很多治疗寒饮咳喘的名方，比如：麻黄汤、小青龙汤、射干麻黄汤、厚朴麻黄汤、苓甘五味姜辛汤、苓甘五味姜辛夏汤、甘草干姜汤、真武汤等。此外，在小柴胡汤、四逆散等加减法中，见咳者，多加温肺之药。张仲景治寒饮停肺之咳喜用姜、辛、夏、味，说明他认为寒证咳喘要多于热证咳喘。

（四）常用方药

1. 麦门冬汤

原文为“大逆上气，咽喉不利，止逆下气者，麦门冬汤主之”。“大逆上气”，是指剧烈的气逆咳喘，包括咳嗽，或喘息，或咽喉干燥、疼痛不适等证候。“咽喉不利”与喉源性咳嗽、慢性咽炎、感染后咳嗽等咽喉烦痒、咽干痰少不易咳等病机相吻合。辨证要点为咳逆上气、咽喉不利、咯痰不爽。舌红少苔，脉虚数。辨证时，凡见中虚津伤（津液不足或气不化津），咳、喘较为剧烈，痰少或黏稠者，不论寒热，皆可应用。此方仲景将麦冬与半夏同用，原方两者之比为7：1，麦冬的用量一定要到位，否则将影响本方疗效。《本草新编》所说“但世人未知麦冬之妙用，往往少用之而不能成功为可惜也。不知麦冬必须多用，力量始大”。咳嗽无论哪种类型，其表现均与痰液刺激有很大的关系，因此治疗上利咽祛痰药必不可少。尤需注意的是方中半夏不可或缺，否则咽喉不利之症难以去除。

2. 半夏厚朴汤

《金匮要略·妇人杂病脉证并治》曰：“妇人咽中如有炙脔，半夏厚朴汤主之。”条文描述得很形象，是专门针对咽喉有异物感的。《医宗金鉴》称之为梅核气。组成：半夏、厚朴、茯苓、生姜、苏叶共五味药。《千金方》的描述更进一步：“咽中贴贴如有炙脔，吞不下咳不出是也。”此证临床实为常见，医者每每忽略。临床可有两类情况表现为此证。一是痰白未必为寒。喉源性咳嗽往往干咳无痰，咳嗽频频，甚至连声不断，问病人有痰否？答曰：不多。痰色如何？答曰：白色。医者不要误以为寒饮射肺而用姜、辛、味、麻、桂等。也不要见咳之不爽以为风热犯肺或温燥犯肺，而用宣肺、止咳、化痰、润燥等，则难有愈期也。如喉源性咳嗽热象不显，以此方合甘桔汤、诃黎勒散为治，每收奇效。二是此证也可是精神症状表现之一。相当于现代医学癔球症的一种表现。奔豚证也是癔球症的一种表现。如果有郁证表现可合四逆散。《伤寒论》第318条曰：“少阴病，四逆，其人或咳，或悸、或小便不利，或腹中痛，或泄利下重者，四逆散主之。”细看四逆散之五个或然证均可视为精神症状。

张仲景非常重视服法，有顿服、日服两次、三次、四次或以上、随病证变化而服等。日服三次在《伤寒论》中共有62方，占该书药方的55%。《金匮要略》汤方明言曰日三服者共52方。日服3次为张仲景的常用服法。日服四次《金匮要略》汤方仅4方，即麦门冬汤、奔豚汤、半夏厚朴汤、生姜半夏汤，皆为“日三夜一服”。《伤寒论》中有2方分5次服，其中黄连汤为日三服夜两服，当归四逆加吴茱萸生姜汤为服5次，其特点为夜间加服，或少量频服，主要为控制病证发作或小量渐进而不使伤正。本方的煎服法，本方后载：“以水七升，煮取四升，分温四服，日三夜一服。”联系咽喉诸方观之，咽部疾患的服药法是要注意的。少阴病关于咽痛有四条条文，共五首方：猪肤汤、甘草汤、桔梗汤、苦酒汤、半夏散及汤。苦酒汤服法是“少少含咽之”。半夏散及汤的服法是“少少咽之”。猪肤汤治“咽中伤有疮”，也加服次数频服，“温分六服”。麦门冬汤所治之咳喘，为肺阴虚每夜间加剧者，故夜间加服一次。联系咽喉诸方观之，咽部疾患的服药法需要多次频服，因此临床使用时要嘱患者将药液缓缓咽下，增加药液与咽喉部的接触时间，提高疗效。

3. 木防己汤

木防己汤为仲景之又一奇方，药仅四味，配伍奇特，石膏与参桂同用。《金匮要略》木防己汤应是仲景用石膏最重的一首方。仲景用石膏：白虎汤是一斤，麻杏甘石汤是半斤，大青龙汤是如鸡子大一枚。木防己汤原文为“鸡子大十二枚”（约为480克）。《金匮要略·痰饮咳嗽病脉证并治》篇：“膈间支饮，其人喘满，心下痞坚，面色黧黑，其脉沉紧，得之数十日，医吐之、下之不愈，木防己汤主之。”

现代医学慢性阻塞性肺病、肺源性心脏病的临床表现与本方相似，病机吻合。患者痰浊、血瘀、邪热相互搏结，多表现为颜面黧黑、或紫暗、或两颧暗红；喘息、动悸，呼吸急促，心下痞坚，气短乏力或口舌干燥，多饮，腹满，甚则面目肢体浮肿，小便不利，咳逆倚息，短气不得卧。舌质红，苔少乏津，脉沉紧。以此方治疗，效果意想不到。

4. 小青龙汤

本方为治疗外寒内饮的代表方，临床用小青龙汤治寒饮内停，没有表证亦可运用。我们常用于治疗以咳喘、痰液清稀为主证的疾病。如上呼吸道感染、急慢性支气管炎、支气管哮喘、肺气肿、肺心病。

此方的特异性症候为咳喘、鼻鸣伴呼吸道分泌物（痰液、涕）多而清稀如水，由于本方主治寒饮内伏，所以运用时，舌象很重要。津液不化则舌苔水滑，寒饮上犯则白稀滑润。舌质多淡嫩而胖，边有齿痕。除呼吸道分泌物的特征、舌象外，刘渡舟先生的经验是观察面部“水色”，即面色黧黑；“水环”，即两目周围有黑圈环绕；“水斑”，即头额、鼻柱、两颊、下巴的皮里肉外之处出现黑斑。适合本方的患者，一般病程较长，不容易出汗，胃部常有不适感，面色黧黑，眼睑及腮边等皮肤疏松薄嫩，处于自然光线下呈青灰色，惨淡无华。寒饮为患，变证百出，如鼻塞或咳喘的患者，兼见心悸、小便过多、噎膈、呃逆、干呕、少腹膨满、下利等症状时，可大胆运用本方，诸症不必悉具。小青龙加石膏汤则用于本方证见有烦躁、口干者，较之本方热象要更为明显。

（潘林平）

十二、从经方加减法看仲景用药思路

《伤寒论》方剂配伍极其严谨，具有规范性，又有灵活性。“观其脉证，知犯何逆，随证治之”。喻嘉言通俗地解释为“有是病即用是药，病千变药亦千变”。清代名医徐灵胎阐述更为深刻，他在《伤寒论类方》中指出：“方之治病有定，而病之变迁无定，知其一定之治，随其病之千变万化而应用不爽。”但经方的加减法度严谨，往往是一味药的变动，或仅是一味药的增减，作用就截然不同，故仲景建议在辨证治疗中要随证加减。从这些加减法中仲景的用药思路可窥见一斑。

（一）从经方或然证看仲景用药思路

仲景书中小青龙汤、小柴胡汤、真武汤、通脉四逆汤等方后都附有加减法。

小柴胡汤加减法：“若胸中烦而不呕者，去半夏、人参、加瓜蒌实一枚；若渴，去半夏，加人参合前成四两半，瓜蒌根四两；若腹中痛者，去黄芩，加芍药三两；若胁下痞硬，去大枣，加牡蛎四两；若心下悸、小便不利者，去黄芩，加茯苓四两；若不渴，外有微热者，去人参，加桂枝三两，温服微汗愈；若咳者，去人参、大枣、生姜，加五味子半升，干姜二两。”（96条）

小青龙汤加减法：“伤寒表不解，心下有水气，干呕发热而咳，或渴，或利，或噎，或小便不利，少腹满，或喘者，小青龙汤主之。”“若渴，去半夏，加栝楼根三两；若微利，去麻黄，加荛花，如一鸡子，熬令赤；若噎者，去麻黄，加附子一枚，炮；若小便不利、少腹满者，去麻黄，加茯苓四两；若喘，去麻黄，加杏仁半升（去皮尖）。”（40条）

真武汤加减法：“少阴病，二三日不已，至四五日，腹痛，小便不利，四肢沉重疼痛，自下利者，此为有水气。其人或咳，或小便利，或下利，或呕者，真武汤主之。”“……若咳者，加五味子半升，细辛一两，干姜

一两；若小便利者，去茯苓；若下利者，去芍药，加干姜二两；若呕者，去附子，加生姜，足前为半斤。”（316 条）

通脉四逆汤加减法：“少阴病，下利清谷，里寒外热，手足厥逆，脉微欲绝，身反不恶寒，其人面色赤。或腹痛，或干呕，或咽痛，或利止脉不出者，通脉四逆汤主之。”“面色赤者，加葱九茎；腹中痛者，去葱，加芍药二两；呕者，加生姜二两；咽痛者，去芍药，加桔梗一两；利止脉不出者，去桔梗，加人参二两。”（317 条）

四逆散加减法：“少阴病，四逆，其人或咳，或悸，或小便不利，或腹中痛，或泄利下重者，四逆散主之。”“咳者，加五味子、干姜各五分，并主下利；悸者，加桂枝五分；小便不利者，加茯苓五分；腹中痛者，加附子一枚，炮令坼；泄利下重者，先以水五升，煮薤白三升，去滓，以散三方寸匕，内汤中，煮取一升半，分温再服。”（318 条）

表 1　或然证加减一览表

或然证	小柴胡汤	真武汤	四逆散	通脉四逆汤	小青龙汤
咳	去参、枣、生姜，加五味子、干姜	加五味子、细辛、干姜	加五味子、干姜		
呕		去附子，加生姜		加生姜	
小便不利	加茯苓	去茯苓（利）	加茯苓		去麻黄，加茯苓
悸	加茯苓		加桂枝		
腹中痛	去黄芩，加芍药		加附子	加芍药	
渴	去半夏，加人参、栝楼根				去半夏，加栝楼根

1. 由上述归纳可总结出如下规律

①治咳重用温肺之药。“病痰饮者，当以温药和之”。

②治呕用生姜。

③利尿首选茯苓。尿之“利”与“不利”是方中茯苓取舍的标准。

④治悸用茯苓、桂枝。“通阳不在温，而在利小便”，用茯苓之理是也。桂枝温振心阳，与甘草相合，辛甘通阳，为心阳不振的基本方。

⑤治腹痛用芍药、附子。肝木凌脾之腹痛，用芍药；虚寒腹痛，加附子。

⑥治渴用栝楼根、人参。人参证渴而心下痞硬，亦有呕不止等证；而栝楼根证多为渴而不呕，无心下痞硬。

2. 由这些或然证可得出仲景的具体用药思路

水饮内停可见小便不利、少腹满、心悸——茯苓主之。

邪热伤津可见口渴——人参、栝楼根主之。

咳嗽以温为法——五味子、干姜、细辛主之。

腹痛应温阳缓急止痛——附子、芍药主之。

呕吐——生姜为止呕圣药。

（二）从类方加减法看仲景用药思路

《伤寒论》大部分方子可以归纳为十几类，比如麻黄汤类方、桂枝汤类方、柴胡汤类方等。每一类都有祖方，或曰基础方，其他几个、或十几个、甚至几十个方子都是加减之方。以桂枝汤为例，其加减的规律为四类：一是桂枝汤加味方；二是桂枝汤减味方；三是桂枝汤加减方；四是桂枝汤之剂量加减方。

表 2　桂枝汤类方条文一览表

方名	条文
桂枝加桂汤	烧针令其汗，针被寒处，核起而赤者，必发奔豚，气从少腹上冲心者，灸其核上各一壮，与桂枝加桂汤，更加桂二两也。
桂枝加芍药汤 桂枝加大黄汤	本太阳病，医反下之，因而腹满时痛者，属太阴也，桂枝加芍药汤主之；大实痛者，桂枝加大黄汤主之。
桂枝加葛根汤	太阳病，项背强几几，反汗出恶风者，桂枝加葛根汤主之。

续表

方名	条文
栝楼桂枝汤方	太阳病，其证备，身体强，几几然。脉反沉迟，此为痉，瓜蒌桂枝汤主之。
桂枝加黄芪汤	诸病黄家，但利其小便，假令脉浮，当以汗解之，桂枝加黄芪汤主之。
桂枝加附子汤	太阳病，发汗遂漏不止，其人恶风，小便难，四肢微急，难以屈伸者，桂枝加附子汤主之。
桂枝加芍药生姜各一两人参三两新加汤	发汗后，身疼痛，脉沉迟者，桂枝加芍药生姜各一两人参三两，新加汤主之。
桂枝加厚朴杏子汤	喘家作，桂枝汤加厚朴杏仁佳。
桂枝加龙骨牡蛎汤	夫失精家，少腹弦急，阴头寒，目眩，发落，脉极虚，芤迟，为清谷亡血失精。脉得诸芤动微紧，男子失精，女子梦交，桂枝加龙骨牡蛎汤主之。
小建中汤	虚劳里急，悸衄，腹中痛，梦失精，四肢酸痛，手足烦，咽干口燥，小建中汤主之。 男子黄，小便自利，当与虚劳小建中汤。 妇人腹中痛，小建中汤主之。
黄芪建中汤	虚劳里急，诸不足，黄芪建中汤主之。
黄芪桂枝五物汤	血痹，阴阳俱微，寸口关上微，尺中小紧，外证身体不仁，如风痹状，黄芪桂枝五物汤主之。
桂枝去芍药汤 桂枝去芍药加附子汤	太阳病，下之后，脉促胸满者，桂枝去芍药汤主之。若微恶寒者，桂枝去芍药加附子汤主之。
桂枝附子汤 去桂加白术汤	伤寒八九日，风湿相搏，身体疼烦，不能自转侧，不呕不渴，脉虚浮而涩者，桂枝附子汤主之；若其人大便硬，小便自利者，去桂加白术汤主之。
桂枝去桂加茯苓白术汤	服桂枝汤，或下之，仍头项强痛，翕翕发热，无汗，心下微痛，小便不利者，桂枝去桂加茯苓白术汤主之。
甘草附子汤	风湿相搏，骨节疼烦，掣痛不得屈伸，近之则痛剧，汗出短气，小便不利，恶风不欲去衣，或身微肿者，甘草附子汤主之。

续表

方名	条文
桂枝去芍药加蜀漆牡蛎龙骨汤	伤寒脉浮，医以火迫劫之，亡阳。必惊狂，卧起不安者，桂枝去芍药加蜀漆牡蛎龙骨救逆汤主之。
桂枝甘草汤	发汗过多，其人叉手自冒心，心下悸欲得按者，桂枝甘草汤主之。
桂枝甘草龙骨牡蛎汤	火逆下之，因烧针烦躁者，桂枝甘草龙骨牡蛎汤主之。

1. 由桂枝汤类方加减法可归纳出仲景的用药思路：

①桂枝治疗心悸、气上冲。桂枝甘草汤由桂枝、甘草两味药组成，治疗“心下悸”。桂枝加桂汤即桂枝汤加重桂枝的用量，治疗气从少腹上冲心者，可见，桂枝在经方中有平冲定悸的作用。

②芍药可缓急止痛，但胸满时去芍药。桂枝加芍药汤治疗“腹满时痛”，小建中汤治疗“腹中急痛”，桂枝加大黄汤治疗“大实痛”。这三个方芍药都是六两。可见仲景以大剂量芍药缓急止痛，治疗痉挛性腹痛常用芍药。但治疗“脉促胸满者”的桂枝去芍药汤，则以桂枝去芍药，可见胸满时仲景去芍药。

③“项背强几几”加葛根。葛根汤及桂枝加葛根汤均治“项背强几几”。两方葛根皆为四两。可见，以大剂量葛根治疗“项背强”是仲景的定例。

④龙骨、牡蛎治疗惊狂、失精。桂枝去芍药加蜀漆龙骨牡蛎汤治疗“惊狂、起卧不安”。桂枝甘草龙骨牡蛎汤治疗“烦躁”。桂枝加龙骨牡蛎汤治疗“失精、少腹弦急”。可见，龙骨、牡蛎在经方中用于定惊、涩精。

⑤附子用于止痛。桂枝附子汤治疗“身体疼烦”。桂枝加附子汤治疗“四肢微急、难以屈伸”。桂枝去芍药加附子汤治疗“恶寒”。可见，仲景以附子治疗虚寒型的身体、四肢疼痛。

⑥白术用于治疗小便不利、自利。桂枝附子去桂加术汤治疗“小便自利”。桂枝去桂加苓术汤治疗“小便不利”。可见经方中白术用于利水，对小便具有双向调节作用。

由仲景的类方加减法可知经方的加减自有其用药思路。桂枝汤如此，其他诸方之祖方的加减也是如此。只有掌握这些规律，才掌握了仲景的思路，随证加减时才能得心应手。

（三）从条文随症加减法看仲景用药思路

条文中的随症加减也屡见不鲜，比如第76条曰："发汗吐下后，虚烦不得眠，若剧者必反复颠倒，心中懊侬，栀子豉汤主之。若少气者，栀子甘草豉汤主之。若呕者，栀子生姜豉汤主之。"仲景常以甘草安中益气，因此对栀子豉汤证而虚怯少气者，加甘草。如前述，仲景习用生姜止呕，因此对栀子豉汤证见呕逆者，加生姜。

（四）从剂量加减法看仲景用药思路

剂量加减法最典型的例子是药味相同，但剂量不同而导致功效不同的经方。

同样的药物组成，剂量不同，则方剂方名、主治、功效就不同。举例如下：

表3　桂枝汤、桂枝加桂汤与桂枝加芍药汤

方名	药物组成及剂量
桂枝汤	桂枝三两　芍药三两　甘草二两　生姜二两　大枣十二枚
桂枝加桂汤	桂枝五两　芍药三两　甘草二两　生姜二两　大枣十二枚
桂枝加芍药汤	桂枝三两　芍药六两　甘草二两　生姜三两　大枣十二枚

桂枝汤、桂枝加桂汤、桂枝加芍药汤均由桂枝、芍药、生姜、大枣、甘草5味药组成。桂枝汤治疗卫强营弱，汗出恶风，脉浮缓的太阳中风证；桂枝汤中的桂枝由三两增至五两则变化为桂枝加桂汤，用于治疗心阳虚，下焦水寒之气上冲，气从少腹上冲胸咽之奔豚证；桂枝汤中的芍药由三两增至六两则变化为桂枝加芍药汤，用于治疗太阴病脾伤气滞络瘀的腹

满时痛证。可见，桂枝用于平冲降逆，芍药用于缓急止痛，比如腹痛。

表 4　小承气汤、厚朴三物汤与厚朴大黄汤

方名	药物组成及剂量
小承气汤	厚朴二两　大黄四两　枳实三枚
厚朴大黄汤	厚朴一尺　大黄六两　枳实四枚
厚朴三物汤	厚朴八两　大黄四两　枳实五枚

小承气汤重用大黄，主要在于攻下；厚朴三物汤重用厚朴，主要在于行气除满。厚朴大黄汤与其一二者相比，重用厚朴、大黄在于治痰饮结实，有开痞满、通大便的功效。可见经方中，厚朴用于行气除满，大黄用于消痰攻下。

表 5　四逆汤与通脉四逆汤

方名	药物组成及剂量
四逆汤	炙甘草二两　干姜一两半　附子一枚
通脉四逆汤	炙甘草二两　干姜三两　附子大者一枚

通脉四逆汤的干姜倍用，附子大者则剂量更重。通脉四逆汤证的病情更重，病至“脉微欲绝……或利止脉不出者”（317）之衰竭状态，阴盛阳衰至极，故用重剂附子、干姜以回阳复脉，可望脉“微续者生”。

同样，半夏泻心汤与甘草泻心汤组成亦相同，甘草泻心汤证之脾胃虚、痞利更甚，增炙甘草用量为四两以益中州之大虚，缓客气之上逆。

黄师时常强调：不要在注家的解释中迷失方向，要用仲景思想理解原文，做到以论解论。黄师主张引用《金匮要略》《伤寒论》的内容来串释仲景原文，阐幽发微，相互印证，并主张研读《伤寒论》应从原著入手，而不要被注家拘定眼目。要学好、用好《伤寒论》，必须返璞归真，回归仲景原意，用仲景思想诠释经方内涵。

（潘林平）

十三、经方辨治痛证的规律探讨

疼痛是一种复杂的生理心理活动，是临床上最常见的症状之一，常常是患者最关注的主诉。仲景对痛证的辨治做了详细地阐述，对后世产生深远的影响。现将常用治痛方证的条文举例如下。

表 6　常用治痛经方条文一览表

症状	条文	病机	方药
头痛	太阳病，头痛，发热，汗出，恶风（13）	外感风邪，卫强营弱	桂枝汤
	太阳病，头痛，发热，身疼，腰疼，骨节疼痛，恶风，无汗而喘（35）	风寒外束，卫强营郁，肺气失宣	麻黄汤
	病发热，头痛，脉反沉；若不差，身体疼痛，当救其里（92）	阴寒内盛，表邪外束	四逆汤
	霍乱，头痛发热，身疼痛，热多欲饮水者，五苓散主之；寒多不用水者，理中丸主之。（386）	表邪不解，脾胃虚寒	五苓散 理中丸
	头痛，心下痞硬满，引胁下痛，干呕短气，汗出不恶寒（152）	水饮上攻	十枣汤
	干呕吐涎沫，头痛（378）	浊阴上犯	吴茱萸汤
	头项强痛，翕翕发热，无汗，心下满，微痛，小便不利者（28）	脾虚水停	桂枝去桂加茯苓白术汤
项强	太阳病，项背强几几，无汗恶风（31）	太阳经气不舒	葛根汤
	太阳病，项背强几几，反汗出恶风者（14）	风邪袭表，卫强营弱，太阳经气不舒，筋脉失养	桂枝加葛根汤
	伤寒四五日，身热恶风，颈项强，胁下满（99）	邪犯少阳	小柴胡汤
	结胸者，项亦强，如柔痓状（131）	水热郁蒸	大陷胸丸

续表

症状	条文	病机	方药
身痛	太阳病，脉浮紧，无汗，发热，身疼痛（46）	风寒外束，卫强营郁	麻黄汤
	吐利止，而身痛不休者（387）	营卫不和	桂枝汤
	太阳中风，脉浮紧，发热恶寒，身疼痛，不汗出而烦躁者（38）	风寒束表，内有郁热	大青龙汤
	发汗后，身疼痛，脉沉迟（62）	气营不足，经脉失养	桂枝加芍药生姜各一两、人参三两新加汤
	少阴病，身体痛，手足寒，骨节痛，脉沉者（305）	阳虚寒湿	附子汤
肢节疼痛	伤寒六七日，发热，微恶寒，肢节烦疼，微呕，心下支结，外证未去者（146）	太阳少阳同病	柴胡桂枝汤
	伤寒八九日，风湿相搏，身体疼烦，不能自转侧，不呕，不渴，脉浮虚而涩者（174）	风寒湿侵肌肉经脉	桂枝附子汤
	风湿相搏，骨节疼烦，掣痛不得屈伸，近之则痛剧，汗出短气，小便不利，恶风不欲去衣，或身微肿者（175）	风寒湿邪侵袭肌肉关节，兼阳气虚	甘草附子汤
	大汗出，热不去，内拘急，四肢疼，又下利厥逆而恶寒者（353）	心肾阳虚，阴寒内盛	四逆汤
	诸肢节疼痛，身体尪羸，脚肿如脱，头眩短气，温温欲吐	风寒湿盛兼有化热	桂枝芍药知母汤
	病历节，不可屈伸，疼痛	阳虚寒湿	乌头汤
身重	伤寒脉浮缓，身不疼但重，乍有轻时，无少阴证者（39）	风寒束表，内有郁热	大青龙汤
	伤寒八九日，下之，胸满烦惊，小便不利，谵语，一身尽重，不可转侧者（107）	邪犯少阳，心神不宁	柴胡加龙骨牡蛎汤
	三阳合病，腹满身重，难以转侧，口不仁面垢，谵语遗尿（219）	阳明无形邪热亢盛	白虎汤
	虽汗出不恶寒者，其身必重，短气，腹满而喘，有潮热者，此外欲解，可攻里也。手足濈然汗出者，此大便已硬也（208）	阳明里热亢盛，肠胃实邪结聚	大承气汤

续表

症状	条文	病机	方药
身重	少阴病，二三日不已，至四五日，腹痛，小便不利，四肢沉重疼痛，自下利者，此为有水气。其人或咳，或小便不利，或下利，或呕者（316）	阳虚水泛	真武汤
拘急	太阳病，发汗，遂漏不止，其人恶风，小便难，四肢微急，难以屈伸者（20）	阳虚阴亏	桂枝加附子汤
	伤寒脉浮，自汗出，小便数，心烦，微恶寒，脚挛急（29）	阴液不足，筋脉失养	芍药甘草汤
	吐已，下断，汗出而厥，四肢拘急不解，脉微欲绝者（390）	阳亡阴竭	通脉四逆加猪胆汁汤
心下痛	伤寒发热，汗出不解，心中痞硬，呕吐而下利者（165） 按之心下满痛者	少阳邪热，阳明里实	大柴胡汤
	小结胸病，正在心下，按之则痛，脉浮滑者（138）	痰热互结心下	小陷胸汤
	心下痛，按之濡，其脉关上浮者（154）	无形邪热壅滞中焦	大黄黄连泻心汤
腹痛	腹中寒气，雷鸣切痛，胸胁逆满，呕吐	脾胃虚寒，水湿内停	附子粳米汤
	腹中痛，及胁痛里急	血虚有寒	当归生姜羊肉汤
	心胸中大寒痛，呕不能饮食，腹中寒，上冲皮起，出现有头足，上下痛而不可触近	中阳衰弱，阴寒内盛	大建中汤
	胁下偏痛，发热，其脉紧弦	寒积里实	大黄附子汤
	妇人怀妊，腹中㽲痛 妇人腹中诸疾痛	肝虚血滞，脾虚湿阻	当归芍药散
	妇人年五十所，病下利数十日不止。暮即发热，少腹里急，腹满，手掌烦热，唇口干燥	冲任虚寒，瘀血阻滞	温经汤
胸痛	胸痹，不得卧，心痛彻背者	痰浊阻塞	栝楼薤白半夏汤
	胸痹，心中痞，留气结在胸，胸满，胁下逆抢心	痰浊阻塞，气滞不通	枳实薤白桂枝汤
	胸痹之病，喘息咳唾，胸背痛，短气，寸口脉沉而迟，关上小紧数	胸阳不振，痰浊上扰	瓜蒌薤白白酒汤

（一）麻黄汤类方治疗痛证的心得

《神农本草经》谓麻黄“主中风，伤寒头痛，温疟。发表出汗，去邪热气，止咳逆上气，除寒热，破癥坚积聚”。麻黄实为温经止痛之要药，仲景治痹诸方多有此品。第35条麻黄汤八大证：太阳病，头痛、发热、身疼、腰痛、骨节疼痛、恶风、无汗而喘，八大证中有一半是痛证，仲景以麻黄止痛之意，可见一斑。

跟师可见，黄师在临床上运用麻黄加术汤、麻杏苡甘汤、桂枝芍药知母汤治疗风湿痹痛，但以桂枝芍药知母汤最多用。桂枝芍药知母汤出自《金匮要略·中风历节病脉证病篇》。《金匮玉函经二注》言：“桂枝治风，麻黄治寒，白术治湿，防风佐桂，附子佐麻黄、白术。其芍药、生姜、甘草亦和发其营卫，如桂枝汤例也。知母治脚肿，引诸药祛邪益气力；附子行药势，为开痹大剂。”《金匮要略》治湿诸方有：麻黄加术汤、麻杏薏甘汤、防己黄芪汤，诸方各有所主。而风湿相搏之桂枝附子汤、白术附子汤、甘草附子汤，后世更称之为风湿三合方。可以说桂枝芍药知母汤是诸方之综合化裁而成，综合兼顾了风、寒、湿各方面，而芍药、知母又为制热而设，使久服而能任药之意。对风湿性关节炎、类风湿性关节炎等慢性痹证也可长期服用。

“项背强”也是疼痛的一种表现，《伤寒论》31条曰：太阳病，项背强几几，无汗恶风者，葛根汤主之。第15条曰：太阳病，项背强几几，反汗出恶风者，桂枝加葛根汤主之。世人阅此二条，多从太阳病三字着眼，或多从有汗无汗着眼。黄师指出：若从太阳病三字着眼，仅以本方为解表之剂，是以其用窄矣。若仅从有汗无汗着眼，则不解仲景原意矣。仲景治项背强几几，不拘是否表证。如强直性脊柱炎非一日病，何来表证？又乎常人何会自汗，故仲景治项背强几几，必以葛根汤为主。因常人不会自汗，特殊体质方会无端出汗，故原文加一个“反”字，是迫不得已才不用麻黄也。临床所见，以麻黄汤类方止痛，不必拘于是否有表证，但需察是否汗出。项背强几几适合用葛根汤者十之八九，予桂枝加葛根汤者寥寥。能耐受麻黄者，止痛效果事半功倍。

麻黄用量过大或误用，可引起心悸、失眠、烦躁、汗出、震颤、血压升高、排尿困难，惊厥等，但我们临床使用未见一例严重反应。掌握适应证、配伍、煎服法是关键。首先，仲景用麻黄多先煎并去上沫，因此久煎可减轻毒副反应。大剂量使用生麻黄时必须先煎 30 分钟。并且与桂枝相配伍，在经方中，桂枝平冲定悸，可减轻麻黄导致心悸的副作用。密切观察服药后的反应，一般从小剂量 10～12 克起始，根据患者的反应逐渐加量，一般以 3 克作为递增用量，3 天递增一次。若患者服药后出现心烦、不寐，嘱中午前服药，若出现心悸、震颤等不适，终止或减少剂量。止痛获效后减量，中病即止。

（二）小柴胡汤类方治疗痛证的体会

《神农本草经》谓柴胡“主心腹，去肠胃中结气，饮食积聚，寒热邪气，推陈出新”。小柴胡汤及其类方治疗的痛证以“胸胁苦满”为切入点，引申到少阳经脉循行部位疼痛如咽痛、目痛、耳痛、胸胁疼痛、偏头痛等。常用方包括小柴胡汤、四逆散、大柴胡汤、柴胡桂枝汤、柴胡桂枝干姜汤、柴胡加龙骨牡蛎汤等。

我在临床上，对经期偏头痛、乳腺胀痛、胸胁胀痛常用小柴胡汤。对胆囊炎、胰腺炎引起的腹痛、胁痛伴往来寒热，大便不通者，予大柴胡汤效果良好。对关节疼痛又伴见“微呕、心下支结”者，予柴胡桂枝汤，比如风湿性关节炎、类风湿性关节炎、强直性脊柱炎，尤其是长期用激素后仍反复疼痛，并引起胃肠道症状者，效果尤佳。对胸胁满痛伴“渴而不呕，但头汗出”者，予柴胡桂枝干姜汤，治疗肝炎、肝硬化、肿瘤性发热，效果意想不到。更年期综合征、抑郁症、焦虑症、植物神经功能紊乱等患者常诉“一身尽重”，全身疼痛沉重不适，伴见“胸闷烦惊”，非柴胡加龙骨牡蛎汤莫属。

此外，还可通过合方应用增强止痛效果。我曾治疗一老年男性，三叉神经痛多年，每于天气变化发作，每天发作 2～3 次，服用“卡马西平”等药物仍无法缓解，十分痛苦。舌淡红，苔薄白，脉弦。我以小柴胡汤合葛根汤治疗：柴胡 15 克，黄芩 15 克，姜半夏 15 克，党参 15 克，大枣 10 克，甘草 5 克，葛根 30 克，桂枝 10 克，麻黄 10 克（先煎），白芍 15 克，生姜三片（自加）。服三剂明显缓解，之后坚持复诊，视情况调整麻黄剂量，逐渐可停用西药不复发。三叉神经疼痛之处为少阳经脉循行部位，头面部疼痛可看作葛根汤所治之“项背强几几”的延伸，止痛的关键药物是麻黄，视疼痛情况加减，随诊未发现心悸、汗出、烦躁等。两方相合，扩大使用范围，增强疗效。

（三）瓜蒌薤白剂治疗胸痛的经验

在《金匮要略·胸痹心痛短气病脉证治》篇中，仲景制定了九个方子，其中以栝楼薤白白酒汤、栝楼薤白半夏汤、枳实薤白桂枝汤应用最多，由于这三个方中均有瓜蒌、薤白二药，所以后世医家称这三方称为“瓜蒌薤白剂”。《金匮浅注补正》云：“但解胸痛，则用栝楼薤白白酒；下节添出不得卧，是添出水饮上冲也，则添用半夏一味以降水饮；再下一节又添出胸痞满，则加枳实以泄胸中之气；胁下之气亦逆抢心，则加厚朴以泄胁下之气。”这三个方子既可单用，又可合用。我在临床上常将栝楼薤白半夏汤、枳实薤白桂枝汤合用治疗胸痹。

栝楼薤白半夏汤、枳实薤白桂枝汤均可治疗“阳微阴弦”之胸痹，方中均有栝楼、薤白，栝楼开胸中痰结，薤白通阳宣痹，两方均能宣痹通阳，宽胸理气。栝楼薤白半夏汤中的半夏，燥水饮而降逆。枳实薤白桂枝汤治疗“胁下逆抢心”，方内有桂枝、枳实、厚朴，枳实泄胸中之气，厚朴泄胁下之气，桂枝平冲定悸。其通阳散结、平冲下气作用更突出。胸闷憋痛或痛及肩背，舌苔白腻，为痰湿内盛之胸痹心痛，“病痰饮者，当以温药和之”。临床上胸痹患者，特别强调观其舌苔，舌苔白厚，痰湿内盛之证，两方合用，伴心悸者，重用桂枝。

（四）芍药甘草汤类方治疗痛证的体会

《神农本草经》谓芍药“主邪气腹痛，除血痹，破坚积，寒热疝瘕，止痛，利小便，益气”。《伤寒论》29条曰：“伤寒脉浮，自汗出，小便数，心烦、微恶寒，脚挛急……更作芍药甘草汤与之，其脚即伸。”30条曰：“重与芍药甘草汤，尔乃胫伸。”可见仲景对此汤的解除肌肉挛急的作用是相当肯定的。《朱氏集验方》称芍药甘草汤为去杖汤，用以治疗脚弱无力，行走困难。所谓的脚挛急，多表现为腓肠肌痉挛。芍药甘草汤缓急止痛的作用明确，因此在经方中，常用作缓急止痛的基本方，桂枝加芍药汤、小建中汤、桂枝加大黄汤、芍药甘草附子汤等均可看作芍药甘草汤的类方。桂枝加芍药汤治疗“腹满时痛”，桂枝加大黄汤治疗“大实痛”，小建中汤治疗“腹中急痛”。以上两方，芍药均重用至六两。桂枝加芍药生姜人参新加汤治疗“身疼痛”，芎归胶艾汤治疗“腹中痛”，以上两方，与芍药甘草汤一样，芍药用至四两。《药征》云：“其所谓痛者，拘急也。若夫桂枝加芍药汤、小建中汤、桂枝加大黄汤，皆以芍药为主药，而其证如此。由是观之，主治结实而拘挛也明矣。”芍药主治急痛，尤以脚挛急、腹中急痛、身疼痛为多。以芍药甘草汤止痛时，芍药必须大量，可用至30～60克。

大剂量芍药兼治便秘。我曾治疗一中年妇人，形瘦，容易紧张，以排便困难为主诉就诊，先以增液承气汤加味，效果甚微。加入决明子、枳实等加强通便效果不佳。患者自以为是顽固性便秘，药石无效。一段时间后患者因下肢麻木伴抽搐就诊，我予黄芪桂枝五物汤，方中重用白芍30克，再加甘草15克，寓芍药甘草汤缓急止痛缓解抽搐之意，方中无一味通便药，服药三剂后下肢麻木、抽搐缓解的同时，便秘竟然一同消失，久未复发。

《伤寒论》是中医经典，学习经典、运用经方只能是原原本本地学，原原本本地用。恩格斯有一句至理名言:“研究科学问题的人，最要紧的是对于他所要利用的著作，学会照著者写这部著作的本来的样子去研读，并且最要紧的是不把著作中没有的东西包括进去。”这句话对于大家研究和运用东方古老的《伤寒论》，似也有颇多启示。返璞归真，用仲景思想诠释经方内涵，永远是我们研究《伤寒论》的目标和方向。

（潘林平）

十四、经方大剂量运用枚举

中医不传之秘在剂量。一位中医名家甚至这样形容剂量与疗效之间的关系:“药量者，犹良将持胜敌之器，关羽之偃月刀，孙行者之千斤棒也。”据临床所见，这话确有一定道理。张元素说:“仲景之药为万世法。”仲景在用药剂量方面，法度严谨。经方中药味相同而剂量不同的方剂有不少，但仲景却给出了不同的方名，说明一味药剂量有变，“法”就变了。经方“经典”的魅力就在这些细微的变化上。

由于古今度量衡制的差异，仲景时代经方剂量究竟相当于今制多少，历代医家、史家多有考证。现代对于经方药物剂量的衡重折算，渐有共识。代表者如柯雪帆根据文物考古，认为汉代一两当为15.625克；近期研究如范吉平等考证，认为经方一两折合今制约13.8克；而李宇铭等在《经方药量衡重折算刍议》一文中指出，经方药量折算，一两当在今之14~16克的较大剂量范围。这些考证认识，与过去“古之一两，今之一钱（3克）”的说法大相径庭。另一方面，由于经方每一首方剂的煎服法各异，因此，经方除了药物的“折算量”外，还应注意“一次量”和“一天量”的不同剂量。

现在临床实践中大多数医生都少用如此大的剂量，形成了理论与实践的鸿沟。经方原剂量的换算，从中药学角度看，大于目前教材剂量，也大于目前大多数医家的临床用量。黄师提倡“方证对应”，而且要尽量按照仲景原方的剂量比，如果所用之方已经不是剂量比严格的仲景原方，而是经过随意改造的，那就不叫“经方”。严格讲，剂量不准确的“经方”不能叫经方。

张仲景所处的是战乱与瘟疫并发的年代，面对大疫，必然要求立方精准，所谓“乱世用重典，重剂起沉疴”，辨证施治下，也只有量大、药简，方能力专效宏，挽救危亡。黄师在临床上也常以大剂量方药收效，下面列举两个病例。

【病案一】女性患者，气促，胸闷，口干，夜间不能平卧，乏力，大便干结，双下肢水肿。舌暗红，苔黄，脉沉。黄老师拟木防己汤加茯苓、玄明粉，处方：防己 25 克、石膏 150 克、党参 30 克、桂枝 30 克、肉桂 10 克、茯苓 25 克、玄明粉 10 克（冲服）；3 剂，水煎服，日服 2 次。

木防己汤出自《金匮要略·痰饮咳嗽病篇》第 24 条，原文：“膈间支饮，其人喘满，心下痞坚，面色黧黑，其脉沉紧，得之数十日，医吐下之不愈，木防己汤主之。木防己三两，石膏十二枚，如鸡子大，桂枝二两，人参四两。上四味，以水六升，煮取二升，分温再服。”支饮为痰饮之一。痰饮，是由于脏腑功能失调而停聚于体内某些部位的病理性水液。广义的含义是诸饮的总称，狭义的含义指诸饮中的一种类型。目前仍将饮证分为痰饮、悬饮、溢饮、支饮四种。饮停胃肠者为痰饮，水流胁下者为悬饮，淫溢肢体者为溢饮，侵犯胸肺者为支饮。故原文中所提支饮，就是痰饮中四饮之一。因饮邪停留于胸膈之间，上迫于肺，肺失肃降所致。主要症状为胸闷短气，咳逆倚息不能平卧，外形如肿，或兼见头晕目眩，面色黧黑，心下痞坚等。

本案中，黄师处方中石膏用量至 150 克，当时不理解如此大剂量石膏的用意，请教之，黄师说石膏在这里不是除烦热，而是稀释痰饮，就是“解凝”的作用。胡希恕也有同样的观点，他在《胡希恕金匮要略讲座》中提到“木防己汤中石膏不是解热，我们常以为解热，其实是稀释痰液，心下痞坚，这个情况比心下痞硬还严重，水结相当深，石膏是稀薄痰的”。陈伯坛在《读过金匮卷十九》曰“其心下坚如故者，唯有让功于石膏而已”，说明石膏有解凝散结之功。

至于为何用如此大剂量，黄师指出，《金匮要略》木防已汤应是仲景用石膏最重的一首方。仲景用石膏：白虎汤是一斤，麻杏甘石汤是半斤，大青龙汤是如鸡子大一枚。鸡蛋大一枚的石膏约45克，小的也不小于30克，如果12枚大约是360～540克。按一两15.6克计，白虎汤不过是250克。由于用量太重而又不好理解，故有些版本是3枚。而有些注家如清代莫枚士的《经方例释》说：“凡云如鸡子者，皆谓如鸡子黄也。王氏《古方权量考》云鸡子黄，与弹子大相等。此方石膏太多，恐大十二枚为‘黄’大十二枚。”黄师觉不然也，查仲景用“黄”必写鸡子黄，表达其量时，如猪膏发煎，用乱发如鸡子大三枚。排脓散则曰：“取鸡子黄一枚，以药散与鸡子黄相等糅合令相得。”而用石膏时则用鸡子大来表达其量，如大青龙汤等。而确用弹丸大者自直书弹丸大以比喻，如薯蓣丸之“炼蜜和丸如弹子大”，葶苈大枣泻肺汤之“葶苈捣丸如弹子大”，竹皮大丸“用枣肉和丸如弹子大”等。故仲景写鸡子大、鸡子黄大、弹子大是不会混淆而是各有所指的。那么本方用石膏12枚如鸡子大，确实是大剂量，仲景是自有其用意的。

【病案二】罗某，女，25岁，因“舌面溃疡伴反复发热3天”来诊，经西医抗生素治疗后效果不显，就诊时患者舌尖处见一大小约1cm×2cm的溃疡面，疼痛，说话困难，往来寒热，脉浮数。黄老给予小柴胡汤加石膏：

柴胡45克（去滓再煎），法半夏25克，黄芩25克，党参30克，甘草30克，大枣15克，生姜15克，石膏60克。

嘱其服药后覆被取汗，以微微汗出为佳。

服一剂后患者已汗出热退，恐其仍有反复发热，嘱继续服用原方两剂。后患者复诊时已无发热恶寒，舌面溃疡有所减小，再给予甘草泻心汤治疗，后痊愈。

柴胡是经方中的常用之品。小柴胡汤的运用中，发热是常见的症候。在《伤寒论》中本方证共20条，其中有14条明确提出发热，以往来寒热为本方证的主要热型，还包括有“往来寒热，休作有时”“日晡所发潮热”“潮热”，也可以是“手足温”“四肢苦烦热”等。运用小柴胡汤治疗发热，必重用柴胡，黄师用量一般在24～60克，量少则无效。但明代张鹤腾在《伤署全书》序中曰“柴胡劫肝阴，葛根劫胃汁”，叶天士便深信不疑，在自己医案中屡屡该用柴胡而不用。吴鞠通更推波助澜在《温病条辨》中明文禁用。如在上焦篇第16条指出禁用升麻、柴胡后，并在按语中说：“若一派辛温刚燥，气受其灾而用于血，岂非自造斑疹乎？”认定升麻、柴胡为辛温之品。黄师对此有不同的看法。

黄师认为，首先，《神农本草经》载柴胡：“味苦，平。”《名医别录》载：“微寒。”何来辛温发散、劫肝阴之说？《温病条辨》中提出禁用升麻、柴胡竟有五处之多，致令后人对柴胡的使用束手束脚，不敢重用。虽然经方家不会囿于此说，但难免受时医指摘。其次柴胡的用量应参考仲景原量。仲景在小柴胡汤中用柴胡达半斤。医者若受世俗的影响，不敢重用柴胡，这又是不相信仲景的一种表现。以几首治发热方如桂枝汤、麻黄汤、大青龙汤、小柴胡汤等的主药比较一下，桂枝汤中桂枝不过是三两，麻黄汤中麻黄不过是三两，大青龙汤是峻剂才用麻黄六两。但小柴胡汤却用的是半斤！可见柴胡不重用不足为功。半斤即八两。汉代之八两即相当于近代120克左右。一剂分三服，每服约40克。古人120克是一日量，虽用50克，也是一日一剂一服量（最多是复渣服两次）。所以仍未达仲景的原量。何惧之有？

黄师考虑此患者往来寒热，符合小柴胡汤证，不拘于柴胡劫肝阴、温燥之说，用大剂量柴胡解表退热，取得了很好的疗效。

黄师还有用30克麻黄治疗多发性硬化、60克法半夏治愈顽固性失眠、45克桂枝改善心悸、120克生地黄治疗精神异常性疾病等的经验。但安全性是用药的第一要素，加大中药用量、提高临床疗效决不能以增加安全性风险为代价，更不可随意加大剂量。中药的安全性绝不是只由剂量大小来确定，其与患者体质、病情、炮制、配伍、煎煮、服法、将息法等都有关。因此，在大剂量用药的同时，要注意方证对应、合理配伍、注重煎服、三因制宜、中病即止等多个方面，多管齐下，保证大剂量用药的安全性。

（王媛媛　孙燕）

十五、经方煎服法探微

经方煎服法是指张仲景《伤寒杂病论》中所载方剂的炮制、煎煮方法、服药方法及服药后调养护理方法的总称。近年来人们逐渐认识到经方方证和剂量的重要性，但煎服法仍然是常被忽略的问题。中药的煎服方法是影响药效的一个重要环节，在《伤寒论》112 个方剂中，仅汤剂就有 98 个，并且每方后都注明了详细的煎服方法，充分体现了张仲景对煎服法的高度重视。《医学源流论》曰：“煎药之法，最宜深讲，药之效与不效，全在乎此。”“病之愈与不愈，不但方必中病，方虽中病，而服之不得其法，则非殊无功，而反有害，此不可不知也。”经方的优势在于有是证用是方，方证对应，才能起效，而经方的煎服法则是治病的重要一环，只有煎服方法正确才能更好地发挥药性，关系到治病疗效的成败。黄师擅长经方的运用，其处方精妙，用药大胆，同时注重煎服法的施行。

（一）煎法

1. 先煎与后下：在张仲景《伤寒论》中，采用先煎、久煎、后入等不同煎法的方剂有很多，意义各不相同，与药物的性味、功效、不良反应等方面有关。运用久煎方法可减轻药物毒性和不良反应，例如在麻黄类方中煎服法中均注明“先煮麻黄……去上沫”，现代研究表明麻黄先煎去沫可减少麻黄碱的不良反应。关于麻黄的用量，黄师一般从小剂量12～15克起始，根据患者的反应逐渐加量，一般以3克作为递增用量。大剂量麻黄必须先煮，可减轻麻黄导致心悸的副作用。密切观察服药后的反应，若患者服药后出现心烦不寐，则嘱中午前服药，若出现明显心悸等不适，终止或减少剂量。

而攻下之剂煎煮时间相对较短，如大黄久煎就会减弱泻下的作用，此外攻下的方剂总的煎煮时间相对较短，多为后下，与古人总结的“药生气锐而先行，药熟气钝而缓行”有关。调胃承气汤、柴胡加芒硝汤都取芒硝后下，煎煮时间短，药性锐而先行，有利于积热、食积、湿热等通过二便排泄。栀子甘草豉汤、栀子生姜豉汤等栀子类方采用后下豆豉是因为豆豉气味轻薄，不耐煎煮之故。

2. 去渣再煎：仲景大、小柴胡汤都是“去滓再煎”。为什么要“去滓再煎”呢？历代注家大都认为和解剂多为治疗寒热错杂、虚实夹杂、表里兼夹等证，用药性味相反，攻补异味，去渣再煎，可充分将药物性味和合，发挥其各自功效。黄师认为此乃误解仲景之意。其实，是因为柴胡的用量而决定是否要“去滓再煎”。柴胡药用其根部，质不甚重，体积颇大，须先煮去滓再浓缩药液，否则容器内难以容纳其他药，同时用水少则不能浸透药平面，不利于柴胡的有效煎煮。

3. 煎药溶媒：水酒同煎是张仲景首创的煎煮法，《伤寒论》第177条：“伤寒，脉结代，心动悸，炙甘草汤主之。”组成：甘草四两（炙）、生姜三两、人参二两、生地黄一斤、桂枝三两、阿胶二两、麦门冬半升、麻仁半升、大枣三十枚。上九味，以清酒七升，水八升，先煮八味，取三升。去滓，纳胶烊消尽，温服一升，日三服。黄师在《黄仕沛经方亦步亦趋录》中提到加酒同煎的作用并非历代诸家所谓的“清酒通经”的注解，或柯韵伯说的“清酒，引之上行”，酒乃挥发之品。药酒同煎，汤成而酒味均挥发完，怎能通经及引药上行？黄师认为，此方中酒可起

“溶媒”作用，有利于地黄、麦冬、炙甘草、桂枝等药物的有效成分析出。而此处清酒应属黄酒，如花雕酒之类的。故在此方煎服时常交代患者以六到十碗水，煎至三碗，再加入花雕酒250～500mL，煎成一碗，去药渣，加入已预先烊化的阿胶同服，再以水四碗复渣再煎药，日服两次。

此外，白虎汤、竹叶石膏汤等采用煮米的方式，一则保护脾胃气，二则顾护人体津液。黄师常嘱患者加一把米同煎。

《伤寒杂病论》中还有一些特殊的煎药方式，如麻沸汤。《伤寒论》第154条：“心下痞，按之濡，其脉关上浮者，大黄黄连泻心汤主之。大黄二两，黄连一两，上二味，以麻沸汤二升渍之须臾，绞去滓，分温再服。”煮法是本方的一大特色。对痞证而言，大黄与黄连、黄芩配伍，目的不是泻下有形之结，而是取清泄痞热作用。如何才能收泄痞之功，避免泻下之弊？不用煎剂，改用浸剂，是极其巧妙之法。法以“麻沸汤二升渍之，须绞去滓，分温再服”，即将大黄、黄连在煮沸的开水中浸泡片刻，这样就变苦寒沉降为轻扬清淡，取其气而不取其味，扬长避短。徐灵胎称赞“此又法之最奇者，不取煎而取泡，欲其轻扬清淡以涤上焦之邪”。临床上要叮嘱患者注意浸泡的时间，所谓“须臾”即片刻，若水浸泡时间过长，就达不到轻扬清淡的要求。

（二）服法

1. 服药次数：《伤寒论》中汤剂的服次有：顿服、分二次服、日三服、五六服、频服、昼夜服等，其中日三服最为常见。服药次数的多少与疾病情况、药物峻缓、人体强弱等息息相关。日服次数在四次以上，即每日多次服药，意在局部保持较高的药物浓度，持久发挥作用。如半夏厚朴汤治疗“咽中如有炙脔”，需采用频服的方式。病在咽喉，黄师常嘱患者缓缓咽下，少量频服，使药到病所，持久发挥作用。

此外，桂枝汤的服法中提到：若不效者，服至二三剂。多次服用有利于药物作用持久，与现代医学中的维持有效的血药浓度是道理相同，同时有利于把控药量，做到中病即止，防止药过病所，汗出过多而损伤正气。

2. 服药时间：某些疾病的发作具有一定的规律，根据发作的规律，在疾病发作前服药，往往可扭转病势。《伤寒论》第 65 条说："发汗后，其人脐下悸者，欲作奔豚，茯苓桂枝甘草大枣汤主之。"奔豚欲作而未发，此时服用茯苓桂枝甘草大枣汤可温阳化饮，平冲降逆，有阻断疾病上冲之势。还有《伤寒论》第 54 条说："病人藏无他病，时发热自汗出而不愈者，此卫气不和也，先其时发汗则愈，宜桂枝汤。"营卫不和引起的时有发热自汗出，可在热未发、汗未出的时候先用药调治。此外，黄师常用小柴胡汤治疗"发作有时"的疾病，比如定时发作的自觉发热，黄师根据其发热的特点嘱咐患者提前服药治疗，取得满意疗效。

3. 将息法：即服药后的调养护理法，它既关系到药效的发挥，又影响到疾病的预后。如服桂枝汤，须啜热稀粥培补汗源以助药力，使谷气内充，鼓邪外出。药后皆当温覆避风，以防汗后复感，同时还应注意以全身微似有汗者为佳，不可令如水流漓，否则病必不除或发展为其它变证。病后饮食尤当注意，如服桂枝汤、麻黄汤类皆应禁食生冷黏滑、肉面、五辛、酒酪、臭恶等物，黄师在临床上遵仲景之将息法施行，事半功倍。

4. 中病即止：中病即止既是一个用药原则，也是一个操作方法。中病即止主要用于含有药性峻猛药物或者毒副作用药物的方剂，此类方剂不宜久服。根据预期的方药效果，或得汗，或得吐，或得利下，或"以知为度"，获效即停止或者减量服药，防治过剂伤正。如大青龙汤、大承气汤、十枣汤等，均需中病即止。

（王小艳）

十六、经方在痉挛性斜颈中的运用

黄师在治疗痉挛性斜颈方面有着独到的见解。据黄师介绍，痉挛性斜颈的病友有一个微信群，很多病友经过相互介绍，都慕名前来求诊于黄师。痉挛性斜颈是肌张力障碍疾病中的一种，局限于颈部肌肉。由于颈部肌肉间断或持续的不自主的收缩，导致头颈部扭曲、歪斜、姿势异常。一般在 30 ~ 40 岁发病。大多数痉挛性斜颈病人病因不明，少部分病人有家族史。痉挛性斜颈的发病机制尚不完全清楚，可能与基底核、丘脑、前庭神经等部位的功能障碍有关。病人常常伴有颈部、肩部疼痛，部分病人有情绪低落甚至抑郁症状。一般而言症状在运动或情绪激动、焦虑时加重，安静时减轻，睡眠中消失。西医治疗有一定的效果，但难以根治。常用的药物有美多巴、巴氯芬、安定类、氟哌啶醇等。肉毒素注射治疗有效，但是药效持续时间约为 3 ~ 4 个月，病人需要反复注射才能获得长期的缓减。手术方式有多种，有效率亦不同，有相应的风险。痉挛性斜颈是一种缓慢进展性疾病，数年后病程趋于平稳，其本身一般不能造成病人死亡。但是病人生活质量严重受影响，极其痛苦，甚至有的病人因此患抑郁症、自杀。少数病人可自愈。

《伤寒论》说："太阳病，项背强几几，反汗出恶风者，桂枝加葛根汤主之。""太阳病，项背强几几，无汗恶风者，葛根汤主之。"《金匮要略》中也有对此病的描述，"太阳病，发热无汗，及恶寒者，名曰刚痉"。"太阳病，发热汗出，而不恶寒，名曰柔痉"。其中"太阳病，无汗而小便反少，气上冲胸，口噤不得语，欲作刚痉，葛根汤主之"。桂枝汤加上葛根就叫桂枝加葛根汤，如果再加上麻黄就是葛根汤，这两个方子都是用于感受风寒引起的项背拘急不舒、疼痛，只要有"项背强几几"，就可以考虑运用。临床上，以项背强痛或拘急、紧张为特征的疾病如颈椎病、落枕、腰椎间盘突出症、肩周炎等，也包括痉挛性斜颈，用此两方常有意想不到的效果。

按《伤寒论》和《金匮要略》原文，有汗和无汗是两方应用的区别。对于无汗筋脉拘挛病症，葛根汤当为首选使用。葛根是葛根汤里用量最大的，用了四两，它的主要作用有三：一是能发散太阳经的风寒之邪，邪气去则经脉自安；二是具有显著地缓急解痉作用，尤其能够缓解太阳经脉的拘急状态，是治疗背痛、头项痛、肩周痛的良药；三是具有养阴生津的作用，使太阳经脉更加柔顺、疏通。《神农本草经》谓葛根主“消渴，身大热，呕吐，诸痹。起阴气，解诸毒”。使用本方时葛根必须大剂量，30 克开始，可用至 60 克甚至 90 克。至于麻黄，麻黄汤八证中有四证是痛证，因此在经方中，麻黄常用于止痛。在本方中麻黄主要是散寒止痛，对于无汗的筋脉拘急比较适用。因麻黄有导致心律失常的副作用，所以从小剂量（一般 12 克）开始，视患者反应逐渐加量，每次递加 2～3 克，必要时先煎半小时。注意与桂枝配伍使用，减轻麻黄导致心悸的副作用。取效后减量，中病即止。如果项背痛有明显出汗的症状，则宜去掉麻黄，成为桂枝加葛根汤。辨此两方时黄师常说：葛根汤是项背强几几，无汗恶风。桂枝加葛根汤是项背强几几，反汗出恶风，一个“反”字，道出葛根汤之项背强几几才是常态，临床应用机会应该比桂枝加葛根汤多。

黄师在治疗痉挛性斜颈时，还经常使用柴胡加龙骨牡蛎汤。柴胡加龙骨牡蛎汤出自《伤寒论》第 107 条，即“伤寒八九日，下之，胸满烦惊，小便不利，谵语，一身尽重，不可转侧者，柴胡加龙骨牡蛎汤主之”，从构成本方的药证来分析，不难发现，本方证实为小柴胡汤去甘草，加桂枝、茯苓、大黄、龙骨、牡蛎和铅丹，铅丹有毒，可改用磁石代之，因此患者可有小柴胡汤证，而仲景治疗“悸”、“惊”、“气上冲”每用苓桂剂，本证“惊”者用茯苓、桂枝，正是此意，龙骨、牡蛎、磁石的用法很明显是重镇安神，而大黄的作用会在下文提及，故该方可以和解少阳、重镇安神。其中尤以“胸满烦惊”为辨证要目，即患者往往表现为胸膈胁肋部位的胀满、懑闷、呼吸不畅，或常欲叹息、烦躁易怒，甚至躁动不宁，容易惊悸、惊恐、噩梦等。而胸满是柴胡证之一，典型者还可见到口苦、咽干、目眩、往来寒热、默默不欲饮食、心烦喜呕等小柴胡汤证，故笔者理解本方实际上是小柴胡汤证以及“精神、神经异常”，表现为在行为、情感、言语、思维、感觉、意识、注意与记忆、睡眠等方面的障碍，以及癫痫、震颤、头痛、耳鸣、肌紧张等神经系统的病变。

黄师多将本方运用于精神分裂症、神经官能症、抑郁症、焦虑症、自闭症、小儿多动症、失眠、更年期综合征等。黄师强调本方中大黄的使用，与承气类方方证相比，承气类方虽可见烦躁、谵语、神志失常等精神症状，但其体质多壮实，腹部体征重而明显，多伴有腹胀痛，坚满拒按，便秘等，而本方证当中，并不强调有大黄证的出现，本方所主病邪在胸胁、肝胆，而不在胃肠。桂枝加龙骨牡蛎汤证虽有失眠、惊恐不安等精神症状，但其方证与本方证相比则更为虚弱，并伴有自汗、盗汗、心悸、少腹弦急等桂枝证。近现代伤寒学派代表人物陆渊雷对柴胡加龙骨牡蛎汤的看法：此方取小柴胡汤之半，而去甘草加龙骨、铅丹、桂枝、茯苓、大黄、牡蛎也。今人谓龙骨、牡蛎、铅丹，能收敛浮越之正气，镇惊坠痰。吉益氏《药征》，谓龙骨主治脐下动，旁治烦惊失精，牡蛎主治胸腹动，旁治惊狂烦躁。今验惊狂癫痫失精诸病人，有正气浮越之象者，其胸腹往往有动，是二说，可以并行不悖也。唯此方既有龙骨、牡蛎之收涩，又有大黄、茯苓之通利，既有大黄之攻，复有人参之补，方意杂糅，颇有疑其不可用者，然按证施治，得效者多(《伤寒论今释》)。

对于痉挛性斜颈，发病机制尚不完全清楚。病人常有情绪低落甚至抑郁症状，一般而言症状多在运动或情绪激动、焦虑时加重，而且来求诊于黄师的患者，很多都是病程较长、精神症状更加明显的患者。这么看来，柴胡加龙骨牡蛎汤的确是方证对应，更加有用武之地，而经过黄师的用药治疗，很多患者颈部不自主的运动明显减少了，精神也放轻松了。

（黄世祺）

附录：
经方临床家黄仕沛

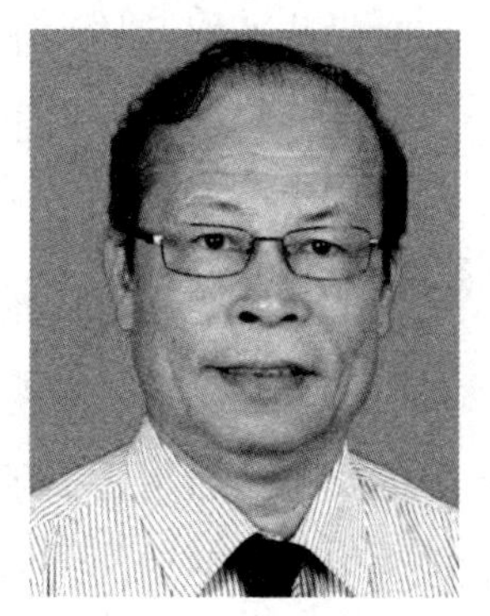

黄仕沛，男，1945 年出生于广东省广州市，广州市名中医，广州中医药大学教授，“黄仕沛全国名老中医药专家传承工作室”指导老师，广东省首批名中医师承项目指导老师，南粤最美中医。中医世家，五代为医，父亲黄继祖是广州名老中医，自幼受中医药的熏陶，十六岁便能在父亲的指导下背读《灵枢·经脉篇》、经穴分寸歌。弱冠时已悬壶济世，具有丰富的临床实践经验和独具创见的学术思想，尤其擅用经方。2000 年被广州市政府授予“广州名中医”称号。经黄教授所起沉疴、愈废疾者，实不遑计之。求诊者日盈门庭，其中有不少险逆病例，黄教授虽明知其险而难治，犹必殚精竭虑，为之立方而后安。使获救者不以为喜；即致不治，亦不辞怨谤，从不肯随俗俯仰，一切实事求是。黄教授以“医乃仁人之术，既要有菩萨的心肠，又要有英雄的肝胆”作为座右铭。回顾自己的经方之路，黄教授常引陶渊明的《归去来辞》“悟已往之不谏，知来者之可追；实迷途其未远，觉今是而昨非”。黄教授想把自己的故事记录下来，以此为鉴，让更多的后学者少走弯路。

迷途知返，觉今是而昨非

黄教授笃信中医，用中医治病救人的信念从未动摇，哪怕走了那么多弯路，黄教授并不曾怀疑中医的疗效。黄教授想，不是中医不行，只是学中医的人未得要领，未曾掌握中医的精粹。

一、早年的困惑期

黄教授青年时代和很多中医生一样，并不注重经方的运用。当时用经方也偶有治验，但平时大多数还是用时方，对经方没有深层次的领会。那时候黄教授尤其注重专方专病，对一些常见病，花了很大的精力，努力搜寻各种资料，拟定成方，自以为很完备，还取得了一定的成绩。比如，将王清任的补阳还五汤化裁为院内制剂振颓合剂，用于治疗气虚血瘀型的中风，还曾获得市科委的重点立项研究。此外，首倡“温柔补肾”法，发表了《温柔补肾法及其临床上的应用》等多篇论文，引起强烈的反响。然用之临床得失参半，或疗效并不理想。有些病自觉辨证很准，用方很贴切，为何没有疗效？为此黄教授也困惑了很长时间，后来才慢慢领悟。时方用脏腑气血、阴阳五行辨证施方，往往将各种辨证方法并列参合运用，故其用方药多而杂，针对性不强。即使将时方编定为专方也未能获得满意的效果。而且，再好的专方均有其适应证与局限性，病情是复杂多变的，当随病情变化选方用药，不可执方疗病。故医圣有“观其脉证，知犯何逆，随证治之”及“病皆与方相应者，乃服之”等告诫。从此黄教授对专病专方和时方有了更清醒的认识。

二、中年的转型期

黄教授专攻经方，是从一次偶然的机会开始。八十年代初一次会诊时，黄教授力排众议，以大黄䗪虫丸治愈一继发性闭经、消瘦食难、肌肤甲错的患者，众人称奇。此后便留神于仲景经方。九十年代初更觉自己所学今是而昨非。临床渐弃昔见，回归《伤寒论》《金匮要略》，刻苦研习经方，至今从未间断。黄教授以前也习惯于根据五行八纲等理论组方选药，所用之方大多为时方，但现在所用之方绝大多数为经方，且不用气虚、血虚、脾虚、肾虚之类说词。黄教授对经方的认识有了很大的提高，疗效突显，始觉困惑可解，胸臆顿广。

在学习经方的过程中，黄教授觉得所付出的最大代价就是放弃自己以前多年积累的“经验”。朱丹溪早年外出求学，其师亦要求“尽去尔旧方”。黄教授曾经也有“邯郸学步”的顾虑，然而面对经方卓越的临床疗效，则所有的顾虑立刻消散。经方由于文字简略，难以理解，连孙思邈这样的大医家都感叹“莫测其旨”。历代经方大家或随文衍义以经解经，或用后世理论解释经方弄得面目全非。黄教授对经方的研究则是独辟蹊径，从方证对应入手，用仲景的语言诠释经方。此后，黄教授的临床思维发生了根本的转变，这种转变可以用“脱胎换骨”来形容。黄教授对经方有了清晰的认识，临床上绝大多数病人均使用经方治疗，取得了时方无可比拟的疗效，更坚定了研究经方的信念。

三、探索与提高期

退休后，黄教授全身心投入到漫长而艰辛的经方探索中，当中的甘苦辛酸，难以尽言。黄教授研读得最多的还是仲景原文。黄教授常对学生说，从原文中可以直接、真实地体会医圣立法组方、加减变化的意境与微妙。深刻体会到经方是一独特体系，不同于其他的方书。

通过艰辛的努力，黄教授对经方已十分熟悉，并能运用自如，临床疗效不断提高，每每用经方治疗疑难重症而获效。如用木防己汤缓解肺心病、风心病；续命汤治中风；炙甘草汤治愈频发室性早搏；麦门冬汤治肺癌；真武汤治心衰；甘草泻心汤治愈银屑病等等。与此同时，黄教授也掌握了经方运用的思路和规律，比如，以麻黄逐渐加量来止痛、大剂量的桂枝定悸、生地有养神的作用、干姜能调节免疫系统、甘草可修复黏膜等等。黄教授近年对经方特色的体会日渐加深，经方与时方最重要的区别不在于方药本身，而在于用药的思路不同。若按时方的思路来认识、运用经方则不称为经方。经方有其自身特殊的规律，只有掌握了这种内在的规律才能把经方用好、用活，进而按照经方的规律特点来组方。以前见到一些医家对经方的赞美，似觉言过其实，如今的临床实践才深刻体会到什么叫仲景不欺我。

锲而不舍，探经方之真谛

历史上有许多医家擅长使用经方治病，被人们称为“经方家”。从20世纪末以来，随着一些经方家辞世，经方派传人渐少，经方医学从主流中医领域逐渐淡出。黄教授决心专心钻研经方，他常引《读过伤寒论·序》言：“仲景书跳出旁门可读，犹如学琵琶，须不近乐器十年，方可授。”黄教授年过七旬，仍坚持每日学习。黄教授认为，无恒无以为医。研习经方除了要有正确的方法，最重要的是要有坚定的信念、持之以恒的精神。用经方也有辨证不准、治疗无效的情况，不可因此而灰心失望。而持之以恒的精神尤不可缺，朝三暮四或浅尝辄止是绝难学好经方的。

务实是黄教授治学的基本特点。这里的“实”是踏实的学问，真实的疗效。在治学上，黄教授始终秉承求实的精神。多少年来，辨证论治常常被理解为对病机的思辨，临床上直观的东西少了，而思辨的玄学的东西甚多，许多本应该成为规范的东西变得不可捉摸。黄教授从经方入手，从方证对应入手，将复杂的临床问题简单化，将抽象的中医理论形象化，深入浅出，不仅身体力行将之应用于临床，还向学生展示了一个易学易记、可见可用的经方医学。诚然经方并非万能，仲景在序言中说得很明白。但经方的确是中医最基础的知识，同时又是中医的最高境界。中医是国粹，而经方更是国粹中的精华，不学经方固然可以为医，但境界则全然不同。正如清代经方大家陈修园言：“儒者不能舍圣贤之书而求道，医者岂能外仲景之书以治疗？”